家族の力で拒食を乗り越える

神経性やせ症の家族療法ガイド

著
マリア・ガンシー

監修／監訳
井口敏之，岡田あゆみ，荻原かおり

訳
荻原かおり

星和書店

Survive FBT

Skills Manual for Parents Undertaking
Family Based Treatment (FBT) for
Child and Adolescent Anorexia Nervosa

by
Maria Ganci

Translated from English
by
Kaori Ogiwara

English Edition Copyright © 2016 by Maria Ganci
Japanese Edition Copyright © 2019 by Seiwa Shoten Publishers, Tokyo

回復のための険しい道のりを進もうとしている家族の
みなさまに，この本を捧げます。
　この本が，子どもが回復を遂げるために必要となる知
識と力，そして勇気をもたらしますように。

謝　辞

　これまで数多くの神経性やせ症の治療と研究に関わる中で，多くの親御さんから「神経性やせ症という病気が自分たちの子どもにどんな影響を及ぼしているのかを知りたい。そして，この病気に苦しむわが子の回復を，親としてどう手助けできるのかを教えてほしい」という声を聞きました。

　本書は，そのような家族の要望から生まれた，思春期の神経性やせ症の患者さんにFBT（Family Based Treatment）を実践する両親[*1]のために書いたものです。子どもの回復を後押しするために両親ができること・しなければならないことをはじめ，何が治療を成功させるかについて，長年の実践と研究から得られた知識に基づいて記されています。

　このマニュアルは，私がFBTを通じて関わったたくさんの家族との経験なしには完成しませんでした。治療者として一緒に苦しみや成功体験を分かち合う中で，私自身が家族からたくさんのことを学ばせていただきました。そのことに心から感謝の意を表します。特に，この本を完成させるにあたって意見や助言をくださった家族にお礼を申し上げます。

　神経性やせ症の治療には，家族を専門家のチームで支えることが必要不可欠であるように，治療者自身も同僚や所属する組織からのサポートを必要とします。私もメルボルンの王立小児病院（Royal Children's Hospital）の同僚たちにいつも支えてもらい，職場から自分のスキルを伸ばすための機会を与えてもらいました。ダニエル・ルグランジ教授，キャサリン・ローブ先生には，スーパーヴィジョンの中で根気強くご指導いただき，自分の治療者としての取り組みを振り返り，深く検討するように導いていただき

[*1]　この本では繰り返し「両親」という言葉を使っていますが，それは子どもの養育保護責任を持つ大人のことを指します。

ました。リンジー・アトキンス先生とは，これまでずっと FBT 治療者と
して共に歩んできました。彼女が与えてくれるインスピレーション，そし
てサポートに深く感謝します。

　本書の編集を担当してくれたアマンダ・スペディングとジュリー・ポス
タンスには多くの助言をもらいました。彼女たちなしにこの本は完成しま
せんでした。

　そして最後に，どんな時も応援してくれる私の家族にもこの場を借りて
お礼を述べたいと思います。

　もしも本書を読んで，自分たちの体験談を他の家族と共有することで，
このマニュアルをさらに発展させることができるのではないかと感じる人
がいらっしゃいましたら，mariaganci84@gmail.com までご連絡をくださ
い。また，よろしければ私のウェブサイト www.FBTcentral.com.au（英語）
もご覧ください。

マリア・ガンシー

日本の読者の皆さまへ
本書の使用にあたっての注意点

　本書は，FBT のトレーニングを受けた治療者のもとで FBT を実践する両親に向けて書かれたものです。

　本書では，FBT の治療アプローチの概要やその主要な基本理念，そして神経性やせ症が思春期の子どもに及ぼす影響について解説しています。また，病気が引き起こす子どもの行動を理解し，それにどう対応すべきか，そして病気とその治療が家族全体にもたらす負担にどう対処できるかを示してあります。

　本書は，医療チームの関わりがある中で使用されることを前提として書かれています。神経性やせ症は，深刻な身体的合併症を伴う危険性のある，精神疾患の中で最も死亡率の高い病気のひとつです。よってその治療には，専門的なトレーニングを受けた治療者および身体的安定の確保ができる小児科医を含む専門家チームが必要です。FBT は，身体的に安定していない患者さんには適していません。身体的安定が確保されるまでは，入院治療が必要となります。しかしながら，長期間の入院が回復をもたらすという科学的な証拠はありません。

　また，思春期の神経性やせ症の患者さんの多くに，併存疾患として不安障害や強迫性障害，うつ病，そして自殺念慮が見られます。そのような場合には，精神科医の関わりも必須となります。

　FBT では，両親こそが患者さんに変化をもたらすことのできる存在であり，子どもの回復にとって極めて重要な役割を担っていると考えます。よって，両親がそろって毎週の治療に参加し，子どもへの対処の仕方や再栄養への取り組み方を学ぶことが大切です。その国の文化によって古くから受け継がれている子育てにおいては，通常父親・母親としての役割は異なります。しかし，治療期間中はそれをいったん棚上げし，両親が共に子

どもの回復に取り組み，お互いに協力して子どもを支えなければなりません。FBT は一人親の家庭でも実践できますが，一人で取り組む負担の大きさを考えると，両親の親戚や友人の手助けがあることが望ましいでしょう。

　FBT は，治療に関わるすべての人にとって大変な労力を必要とする外来型の治療アプローチです。両親には，毅然とした，なおかつ支持的で愛情深い態度が求められます。FBT では，食べ物を子どもの口に無理やり押し込んだり，身体を抑えつけて食べさせたりすることは決してありません。代わりに，子どもがどんなに抵抗を示そうとも，出された食事をすべて食べなければならないことを，明確に，根気強く示すのです。そのやり方を教えてくれるのが，あなたの道先案内人となる治療者です。両親が子どもの回復の責任を担うことによってアウトカムがよくなることは，数々の研究によってはっきりと示されています。また，病気の慢性化を防ぐには，治療に長い期間をかけず，できるだけ速やかに行うことも重要です。

　"Knowledge is power（知識は力なり）" です。本書は，両親が治療チームのサポートのもとに子どもの健康を取り戻せるよう，神経性やせ症に関する情報提供を目的としています。

マリア・ガンシー

●覚えておくべきこと●

- ☑ FBTを始めるにあたり，子どもの身体的安定が確保されていること
- ☑ 治療を成功させるためには両親が治療に参加する必要があること
- ☑ FBTのトレーニングを受けた治療者の支援のもとで治療を進めること

序　文

　親として子どもを育てる中で，摂食障害（神経性やせ症）から子どもを救うこと以上に困難なことはおそらくないでしょう。医学的なリスク，思春期の子どもが見せる抵抗，そして親に求められる忍耐力は，どんな親にとっても大変な試練になるからです。かつて専門家たちは，親を摂食障害の原因の一部だと強調し，問題解決に必要な存在とは捉えていませんでした。このため，当時は両親にとって今よりももっと困難な状況であったと思います。幸い過去 30 年の間に，家族は神経性やせ症からの回復の鍵であること，そして家族の関わりが病気回復に向けた持続的な変化をもたらすことが明らかになってきました。このことによって，家族の大変さや精神的負担が軽くなるわけでは決してありませんが，FBT の効果を裏づける数々の研究結果，そしてあなたの前にたくさんの家族がこの治療法を実践し，その効果を目の当たりにしてきたという事実を信頼していただきたいと思います。

　本書は，自分の子どもを助けるという試練に立ち向かうための力をあなたに与え，治療を始める上で覚えておくべき重要なポイントを示してくれるでしょう。この本の中には，両親が結束して取り組むことの大切さや，回復するために子どもが必要とする食べ物の種類や量に関する明確なアドバイス，そして治療を実践するにあたって直面するであろう困難に耐えるために役立つ情報が書かれています。また，あなたができる限り早く家族の日常生活を取り戻すためには，自分自身をしっかりケアすることがとても重要であることも記されています。

　また本書には，熟練した治療者からの実用的かつ明確なアドバイスが豊富に含まれており，これから FBT 治療を行う治療者にとっても示唆に富

む内容となっています。具体例が多く，わかりやすいので，実際の治療面
接を補完する読み物として，とても役立つことは間違いありません。著者
は，これまでにたくさんの家族をサポートしてきた経験を持つエキスパー
トであり，その豊富な経験に基づいたアドバイスは，どれも家族に信頼さ
れているものばかりだからです。

アンドリュー・ウォリス
（豪ウェストミード小児病院摂食障害診療部長／
Training Institute for Child and Adolescent Eating Disorders 教授会員）

序文（日本語訳発刊にあたって）

　まさに朗報です。オーストラリアで長年摂食障害の治療に携わってきたマリア・ガンシー先生による『Survive FBT』が，ついに日本語で刊行され，身近に利用できるのです。子どもの神経性やせ症の治療には家族療法が欠かせません。この FBT はエビデンスの高い新しい治療法として，米国やオーストラリアで認知されていますが，日本ではまだ広がっていません。本書は，日本でいち早く FBT を導入され，最も理解し，卓越した英語力のある荻原かおり先生が日本語訳に尽力されました。ですから，マリア・ガンシー先生の考え方がじかに伝わり，間違いなく理解が深まることでしょう。

　神経性やせ症の治療は容易ではありません。精神疾患の中で最も死亡率が高い病気のひとつとされています。子どもの摂食障害は成人に比べると予後がよいとされていますが，日本では明らかなアウトカムは不明です。私たち摂食障害治療を専門にする治療者にとっては，患者さんが単に食事を摂り，健康な体重に戻ることだけが治療目標ではありません。摂食障害という嵐の中で子どもと家族が葛藤しながら，それでも明るい未来を目指して家族の日常生活を取り戻すことこそ大切なのです。

　本書の「回復までの道のり」の項において，“勇気と強さを持って前に進みましょう”と力強い言葉が読者に語りかけられます。この FBT はこれまで日本で行われている家族療法と比べ，子どもと両親にとって決してたやすい取り組みではないからこその言葉だと思います。FBT では，食べることを強く拒む子どもに，両親が勇敢な努力で立ち向かわなければなりません。特に，第一段階（再栄養と体重の回復）では，両親が子どもの再栄養の責任を請け負います。子どもと両親の間に強い葛藤が生じるはずです。本書では，子どもと両親が対峙するのではなく，あくまで戦う相手

は「神経性やせ症」という病気であること，子ども自身を責めることは決してしないこと，病気を外在化することを強調しています。これを進めるためには，神経性やせ症とはどのような病気なのかについて，両親が十分に理解する必要があり，その点がわかりやすく説明されています。

　本書はこれからFBTを導入しようと計画している小児科医，精神科医，心療内科医，心理士，その他の医療関係者にとっても実践的教科書となるでしょう。また，FBTを広めるためには日本の医療事情に見合ったFBTの検討が期待されます。なぜなら，日本では専門のFBT治療者を医療機関で養成することが難しく，患者さんを受け持つ医師がFBT治療者の役割を兼任するほうが現状に合っているかもしれないからです。もちろん，本書は神経性やせ症の子どもを持つ両親にとって必要な知識と力，勇気をもたらすでしょう。

　最後に，本書は単なる日本語訳ではありません。翻訳本計画を当初から強力に支援し，日本向けに新たな執筆をいただいた摂食障害治療の第一人者である井口敏之先生，岡田あゆみ先生の努力に敬意を表します。

作田亮一

（獨協医科大学埼玉医療センター子どものこころ診療センター）

FBTを日本で実施する際に気をつけること

　本書は神経性やせ症の子どもを持つ保護者向けに書かれていますが，著者が診療を行っているオーストラリアと日本では医療体制に違いがあるため，戸惑うことがあるかもしれません。以下に，日本での現況と本書の使用に際しての注意点を記します。

1）現在，日本でもFBT治療の研修が行われるようになってきていますが，実際に治療をしているチームはまだとても少なく，治療機関を探すのは困難だと思われます。

2）日本では，治療機関によって選択できる治療法が異なるので，読者の治療担当者がFBTの専門家とは限りません。しかし，この本は患者さんの病気・症状・行動を理解するためにとても有用で，自宅で栄養を摂らせていく関わり方（再栄養法）は大いに参考になると思われます。

3）日本では，FBT治療のチームを本書と同様の形で構成することは難しく，治療を担当する施設により，チームあるいは治療者の構成が変わってきます。大事なことは，両親が主体であること，治療者は両親と共に歩むチームの一員であることです。

4）この治療を行うことができる前提として，患者さんの身体的な状態が安定していること，つまり生死に関わるような極度のやせ状態ではないことが重要です。日本の神経性やせ症の患者さんは，病院を受診した時にはすでにやせすぎている場合が多いのです。その場合には，体重がある程度回復し[*2]，身体的な状態が安定していることがFBT治療の前提になります。

＊2　目安として，肥満度が−30％以下，すなわち標準体重の70％以上が必要とされています。つまり，160cmの患者さんで体重38kg程度です。

FBT は，日本ではこれから適応され，発展していく有用な治療法であり，本書は家族だけでなく治療者にも有益な内容となっています。

井口敏之

（星ヶ丘マタニティ病院副院長）

回復までの道のり

　本マニュアルは，子どもの健康を取り戻すための挑戦を始めようとしている家族を手助けし，支えることを目的に書かれています。多くの親にとってこの道のりは，ずっと遠くの目的地を目指して嵐の中で地図のない航海をするようなものに感じられるでしょう。親の多くは，舵取りの技術をほとんど持たないまま航海を始めざるを得ず，果たして自分たちが無事に目的地へたどり着くことができるのか，非常に心もとなく感じているでしょう。

　そのような中，両親にはFBTという航海図が手渡されます。しかし，そこに描かれている航路は馴染みのないもので，それが示す子どもへの関わり方はとても変わったものに感じられるでしょう。それは，病気になる前にはとても合理的で，自然で，うまくいっていた子育てのやり方や，親として自分たちが強く持っている信念に反する考え方かもしれません。両親は，目的地までの道のりはかなり険しいと忠告され，しかも子どもが安全で健康な状態にたどり着くためには，その道のりをできるだけ早く進む必要があると教えられます。

　FBTに取り組むことは，多くの親にとって決して容易なことではありません。なぜなら，子どもは一緒に歩むことを拒み，両親の勇敢な努力をありとあらゆる手段で妨害しようとするからです。それでも両親は，この治療を信じ，自分たちには目的地へ到達する力があると信じなければなりません。道のりは厳しく，自分の中にある資源やエネルギーをすべて費やすことが求められます。どのような状況であっても，FBTの示す航路を忠実にたどり，そこから逸脱しない覚悟を持ち続けていられるならば，目的地に到達できる可能性は大きくなります。

　たくさんの障害物や嵐に遭遇しながらも，最終的には多くの家族が険し

い道のりを完遂します。そして目的地にたどり着いた時には，自分たちの子どもがかつての健康な姿に戻ったことを喜び合い，家族の日常を再び取り戻すことができるのです。どの家族も，この道のりをたどることは，自分たちの人生の中で最も大変なことだったと言います。

　そのような厳しい道のりを最後まで進む覚悟と勇気を持てるのは，両親以外にありません。なぜなら，両親ほど子どもを愛し，強いつながりを持つ存在はいないからです。

勇気と強さを持って前に進みましょう。

マリア・ガンシー

xvii

CONTENTS

謝辞（マリア・ガンシー）……………………………………………………………… v

日本の読者の皆さまへ：本書の使用にあたっての注意点（マリア・ガンシー）……… vii

序文（アンドリュー・ウォリス）…………………………………………………… ix

序文（日本語訳発刊にあたって）（作田亮一）…………………………………… xi

FBTを日本で実施する際に気をつけること（井口敏之）………………………… xiii

回復までの道のり（マリア・ガンシー）………………………………………… xv

第1章　神経性やせ症を理解する

SECTION 1　神経性やせ症とは？…………………………………………………… 3

SECTION 2　神経性やせ症の身体への影響…………………………………… 6

第2章　Family Based Treatment（FBT）を理解する

SECTION 3　FBTとはどんなもの？………………………………………… 11

SECTION 4　治療チーム…………………………………………………… 18

第3章　子どもの再栄養について

SECTION 5　子どもの再栄養への取り組み………………………………… 25

SECTION 6　食べ物は回復のための薬……………………………………… 34

　　　　　　食事と間食の計画表の例　48

　　　　　　ある母親の回想①　再栄養の苦悩を振り返って
　　　　　　　〜9歳の神経性やせ症の患者さんの母親の手記〜　50

SECTION 7　体重増加を妨げる問題行動…………………………………… 52

xviii

第4章　FBTにおける両親の役割

SECTION 8　両親が結束すること……………………………………………… 57

SECTION 9　子どもへの接し方……………………………………………… 65

SECTION 10　子どもの苦痛を和らげるために親ができること………………………… 69

ある母親の回想②　再栄養の際に活用した，娘の注意をそらすための方法
～14歳の神経性やせ症の患者さんの母親の手記～　76

あとがき………………………………………………81

原著で紹介されている，親のための参考情報………………………83

参考文献………………………………………………85

用語解説………………………………………………87

● **翻訳協力**

福田ゆう子（星ヶ丘マタニティ病院）

重安良恵，藤井智香子（岡山大学病院小児科子どものこころ診療部）

● **食事と間食の計画表の例日本語版（p.48）作成協力**

須田洋子，廣出悠未奈（星ヶ丘マタニティ病院）

● **用語解説協力**

鈴木雄一ほか（日本小児心身医学会摂食障害ワーキンググループ）

● **イラスト**

岩藤百香（川崎医療福祉大学 医療福祉マネジメント学部 医療福祉デザイン学科）

第1章
神経性やせ症を
理解する

SECTION 1　神経性やせ症とは？……………… 3

SECTION 2　神経性やせ症の身体への影響…… 6

第1章　神経性やせ症を理解する　　3

● ● ● ● **SECTION 1**

神経性やせ症とは？

　神経性やせ症は，摂食障害の中でも数多くの思春期の子どもを苦しめる病気で，女子だけでなく男子にもみられます。発症年齢は，女子はおおむね15〜19歳，男子は17〜26歳が一般的です。現在の統計によると，思春期の女子ではおよそ100人に1人の割合で神経性やせ症を発症し，男女比は1:10とされています。神経性やせ症は，深刻な身体的問題を伴うこころの病気で，精神疾患の中でも特に高い死亡率が報告されています[1,2]。そして，神経性やせ症の死亡率は病気の期間が長引けば長引くほど高くなる傾向にあります。

　神経性やせ症はかつて，英語名称 Anorexia Nervosa の語源（Anorexiaはギリシャ語で「食欲の消失」という意味）から「神経性食欲不振症」や「神経性無食欲症」と呼ばれていました。しかし，神経性やせ症の患者さんは決して食欲が失われた状態にあるわけではなく，少なくとも病気の初期には自らの意思で食欲を無理やり抑えつけているのです。そして症状が進むにつれて，もはや自分1人の力では食べることを正常に戻せなくなります。このため，特に思春期の患者さんの場合，回復のためには両親からの手助けが必要不可欠となります。

主な特徴

　神経性やせ症の主な特徴は，ボディ・イメージへのとらわれに由来する，

やせ願望と太ることへの強い恐怖です。また，食べ物やカロリー，体重への とらわれも伴います。思春期の患者さんでは，多くの場合，「健康的な 食事」へのとらわれが初期症状として現れます。この健康指向は，初めの うちは両親にとって何ら問題のない，理解できる範疇のものです。しかし， やがて日常生活や身体の成長に支障をきたすほど摂取カロリーを減らすよ うになり，そのとらわれは「不健康な」様相を示すようになります。

　低体重を維持するために，特定の食べ物や食品群をまるごと除去すると いった食事制限をしたり，嘔吐，下剤や利尿剤の使用，過剰な量の運動（以 下，過活動）などの排出行為をしたりします。そしてこの低体重と，それ を維持するための危険な行動の数々が，深刻な身体的問題を引き起こすの です。

　神経性やせ症の診断基準を満たすほどの低体重ではないものの，他の症 状をすべて呈している患者さんは，「非定型の神経性やせ症」と診断され るのが一般的です。通常，これは短期間で大きな体重減少があった場合に 当てはまります。

　ダンスや水泳の飛び込み，バレエなど，細い体型が望ましいとされ，そ うあることを求められる活動をしている若い人の間では，摂食障害の発症 率が高い傾向にあるようです。また，神経性やせ症は，うつや不安，強迫 性障害などの他の精神疾患と併存することが少なくありません。

　神経性やせ症を含む摂食障害がどうして発症するのか，いまだにはっき りとわかっていないこともありますが，以下のようなことは明らかになっ ています。

　1）年齢
　思春期の患者さんでは，年齢の若いほうが回復率はより高い傾向にあり ます。
　2）病気の期間（罹患期間）
　回復のためには，早期の発見と治療がとても重要です。思春期の患者さ

んでは，病気の期間が3年未満の場合，それ以上の場合よりも回復率が高く，逆に病気の期間が長くなればなるほど予後が悪くなります。

　3）早期の体重回復

　治療を始めてから最初の4週の間に，週に約500gのペースで体重増加が実現できれば，より良好な結果がもたらされます[3]。

●覚えておくべきこと●

子どもが早く回復すればするほど，よりよい予後が期待できます！

SECTION 2

神経性やせ症の身体への影響

　神経性やせ症は，あなたの子どもの身体のあらゆるところに害を及ぼします。この病気がもたらす身体的問題は，体重減少と栄養失調によるもので，飢餓状態が長引くと長期的なダメージが発生します。

・皮膚の乾燥や変色，あざができやすく傷が治りにくい，うぶ毛の増加
・エネルギー不足のために身体が熱を作り出せず，低体温で寒さに敏感になる
・骨密度の低下による骨塩量の減少，将来的な骨粗しょう症のリスク

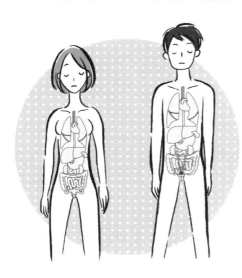

・毛髪が細くもろくなる，抜け毛
・脳の萎縮，集中力や判断力の低下，気分の落ちこみや不安定さ，イライラ
・心不全，低血圧
・心拍数の低下あるいは増加
・心筋の減少
・腎結石，腎不全
・便秘，痛み，むくみ
・永続的な大腸の機能障害

- 第二次性徴の遅れ，身長増加不良，低身長
    - 女子の場合：月経不順，無月経，長期的な生殖機能不全
    - 男子の場合：男性ホルモンの低下，生殖機能や性欲の減退
- 新陳代謝の低下，倦怠感，疲れやすさ
- 筋肉の減少，筋力低下，関節のむくみ
- 貧血，カリウム・マグネシウム・ナトリウムの低下，浮腫
- 嘔吐がある場合：脱水，食道の炎症や裂傷，歯のエナメル質の酸蝕

神経性やせ症の家族への影響

　神経性やせ症は，子どものこころとからだに重大な影響を及ぼすだけでなく，家族にも大変な負担と苦悩をもたらします。この病気の深刻さと治療のために必要な労力は，多くの家族にとって大きなストレスとなります。それに加え，子どもからの強い抵抗によって，あなたと子どもの間にはたくさんの衝突が起こるでしょう。さらに，子どもへの対処の仕方について両親の間で意見が異なる場合には，夫婦関係にひずみが生まれるかもしれません。

　食べ物や体重増加のことで衝突が続くと，子どもは自分のつらい気持ちを極端な行動で表現することがあります。今まで見たことがないような子どもの行動を目の当たりにして，両親は恐怖を感じたり動揺したりするかもしれません。

　治療の重要な要素となる，家族が一貫して取り組むべき大きな課題として，「子どもと病気を切り離して捉える」という原則があります。子どもの思考は病気によって完全に支配されており，それゆえ治療に抵抗するのだということを，両親はしっかりと理解してください。このことを理解していれば，子どもの行動が子ども自身ではなく，病気が引き起こしている行動だとわかるはずです。そして，子どもからの抵抗を受けてもすぐに否定的な反応をせず，子どもを責めずに愛情を持って対処できるでしょう。

病気の子どもが見せる強い苦悩や暴力的な言動，つらさを表すための極端な行動を目の当たりにすると，とりわけ年下のきょうだいは大きなショックを受けます。また，両親の時間の多くが病気の子どもの食事に費やされ，両親の注目が病気の子ども1人に集中しがちになることで，きょうだいは“自分が放っておかれている”と感じ，病気の子どもに対して強い敵対心を抱くこともあります。

FBTに取り組むと，必然的に多くの時間を取られることになりますが，できる限り他のきょうだいが不満を感じず，通常の日常生活を続けられるようにすることが大切です。同時に，きょうだいたちにも治療に参加してもらうことも重要です。多くの場合，彼らは病気になったきょうだいのことをとても心配しています。よって，神経性やせ症という病気やその治療についてきちんと理解し，安心できるようにしてあげましょう。

きょうだいの中には，両親が苦悩する姿にこころを痛め，両親のことをとても心配している場合があります。両親は，その点もこころに留めながら，子どもが安心できるような言葉をかけてあげてください。その他にも，きょうだいに関して心配なことがある場合は，治療者に相談しましょう。

また，両親が自分自身をきちんとケアすることも非常に大切です。休息を取るために，時には親戚や友人に手伝ってもらいましょう。こころに余裕がなくなると，子どものために病気と闘う強さを保つことが難しくなります。

第2章
Family Based Treatment(FBT)を理解する

SECTION 3　　FBTとはどんなもの？·················· 11

SECTION 4　　治療チーム································· 18

第2章　Family Based Treatment（FBT）を理解する　11

● ● ● SECTION 3

FBT とはどんなもの？

　FBT は，ジェームス・ロック医学博士とダニエル・ルグランジ博士により開発された神経性やせ症のためのマニュアル化された治療法であり[4]，数々の研究によってその効果が実証されている科学的根拠に基づいた治療法です。現時点において，FBT は年齢が 19 歳未満で罹患期間が 3 年未満の思春期の患者さんに最も適した治療であると考えられています。

　治療期間はおよそ半年から 1 年で，通常，FBT に取り組む家族の多くがこの期間内に子どもの健康を取り戻すことができています。研究によると，マニュアルに沿ってきちんと正しく治療を行った場合は，治療期間が半年でも 1 年でも結果に差がないことがわかっています[5]。

3 段階の治療

　FBT の治療は，以下の 3 つの段階に分けられています。

第一段階：再栄養と体重の回復

　FBT の第一段階では，両親が子どもの再栄養の責任を請け負います。すなわち，この間は両親が子どもの食べる物の内容や量を決め，すべての食事の準備を行います。それに加え，運動などでエネルギーやカロリーを消費しないように，子どもを常に見守る必要があるかもしれません。両親は，治療者からの助言や手助けをもとにさまざまな決定をし，これを実行

します。なぜ両親がこれほどまで主導権を握る必要があるのかというと，子どもの思考は神経性やせ症という病気に侵されており，適切で健康な栄養摂取がどのようなものかについて正常な判断ができなくなっているからです。この段階の子どもは，自分の病気に対する認識（病識）がほとんどなく，自分自身の状態について理解できていません。すなわち，子どもは"自分は元気で何の問題もなく，治療など必要ない"と考えているのです。そして，食べさせようとする両親の必死の働きかけにもかかわらず，"やせたままでいたい"という思いを強く持っています。

第二段階：食べることについての主導権を徐々に子どもに戻していく

　子どものからだに再び栄養が行き届くようになると，子どもの苦悩や病気の行動が徐々に減っていきます。それまでは見られなかった病識も芽生えてくるでしょう。治療の第二段階に入る頃には，さまざまな種類の食べ物を口にすることができるようになり，食べることへの抵抗も少なくなってきているはずです。病気によって偏ってしまった考え方は，まだ完全に元には戻っていなくても（そうなるにはしばらく時間がかかります），適切な体重回復によって多くの子どもは以前よりも病的な思考をコントロールできるようになっています。この段階では，多くの家族が，子どもの雰囲気が明るくなり，会話が増えてきたことを実感し，本来の子どもの姿が戻ってきたと思えるようになります。このような回復に向けた兆候の出現には個人差があるため，第二段階に入るタイミングは家族によって異なります。上記のような適切な回復の兆候が見られるようになったら，食べることに関する主導権を子どもの発達段階にふさわしい形で本人に少しずつ戻していきます。そうしながらも，時折出てくる病的な考え方や行動を注意深く観察し，子どもがそれをコントロールできるように手助けします。

第2章　Family Based Treatment（FBT）を理解する　　13

**第三段階：治療の終了に向けた準備，そしてその中で取り上げるべき思春期
　　　　　特有の問題の特定**

　この段階に達する頃には，子どもの体重は完全に正常範囲内に戻り，両
親からの手助けを必要とせずに自分1人で食べられるようになり，普通の
思春期の子どもとして日常生活を送れるようになっているはずです。この
段階における主な課題は，適切な思春期の発達を阻害する問題を特定し，
それに対処することです。たとえば，摂食障害を発症する前の段階で，子
どもに不安障害や強迫性障害があったならば，FBTを終了した後に改め
てこれらの治療に取り組む必要があるでしょう。いずれにしても，子ども
や家族が摂食障害のない普通の日常生活を送れるようになることが，この
段階の主な目標となります。

その他の特徴

　FBTは，他にも以下のような特徴を持つ治療法です。

・回復への変化をもたらす主体は両親であると考えます。子どもを健康
　な状態に回復させられる存在は両親以外にはないという前提のもと，
　その役割を担えるよう両親を力づけることが治療の大きな要です。
・病気の原因探しをしない「不可知論的な立場」を取ります。FBTでは，
　病気を誰かのせいにしたり，原因を探ったりするようなことはしませ
　ん。FBTが重きを置くのは，目の前の神経性やせ症という命に関わ
　る病気に苦しんでいる子どもを一刻も早く救い出せるように，両親と
　治療に関わる専門家チームが力を合わせて取り組むということです。
・病気と子どもを切り離して捉えます。つまり，病気は子どものせいで
　起こっているのではなく，病気が子どものこころを支配している状態
　だと考えます。病気の力はあまりにも強く，もはや本人の力だけでは
　そこから脱することができません。回復するためには，両親の助けが

必要なのです。

　子どもの回復の可能性を最大限にするためには，FBTを実践するために必要となる一貫性をずっと保ち続けることが大切です。治療の一部を実践しなかったり，内容を修正したりすることは治療効果を減らしてしまう可能性があり，お勧めしません。FBTは決して容易な治療法ではありません。以下の2つが常に行く手を阻むため，その取り組みには大変な労力を要します。

・子どもは，自分が病気だとは思っていません。病気によって思考が歪んでしまっているがゆえに，やせたままでいることに何ら問題を感じていないのです。そのため，現在の状況を変えようとする気はさらさらありません。
・子どもは両親からの助けを拒み，両親のことを自分を太らせようとする敵だと見なすかもしれません。

　FBTは，神経性やせ症という病気から子どもを回復させるための処方箋です。
<u>通常，病気の子どもにとっては処方薬が病気を治す薬です。</u>

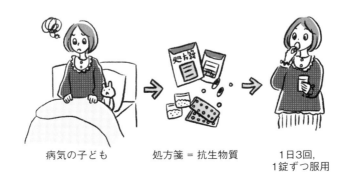

病気の子ども　　　処方箋＝抗生物質　　　1日3回，
　　　　　　　　　　　　　　　　　　　　1錠ずつ服用

しかし，神経性やせ症の子どもにとっては，食べ物が病気を治す薬です。

神経性やせ症の子ども　　処方箋＝FBT　　毎日3回の食事と
3回の間食で，
合計3,000kcal以上摂取

病気と子どもを切り離すということ

　前述の通り，FBTの中核となる原則のひとつは，「病気と子どもを切り離して捉える」という考え方です。普通の思春期の若者の行動と，神経性やせ症という病気がもたらす行動を識別するには，治療者の助けを借りるとよいでしょう。多くの場合，病気が引き起こす行動は健康だった頃の子どもからは想像もできないような両親にとって極めて異質なものであるため，それを目の当たりにすると混乱や苦痛を引き起こすかもしれません。よって，子どもの行動が病気に由来するものであることがわかれば，その行動により対処しやすくなるでしょう。

　しかし，子どもの多くは両親や治療者に病気と自分を区別されることを非常に嫌がります。そして，「これは病気の考えじゃなくて，私自身の考えなの！」とか，「病気がそうさせているんじゃなくて，私がそうしたいと思っているの！」と怒り出すことがあるかもしれません。

　「病気と子どもを切り離す」ということを本人や家族にわかりやすく説明するためには，感染症などの身体の病気に置き換えて考えるとよいで

しょう。子どもが風邪をひいた時、ウィルスに侵された身体にはさまざまな変化が起こります。熱が上がり、鼻水が出て、喉や身体のあちこちが痛くなります。食欲が減り、疲れやすく、物事への興味がなくなり、集中力が低下することもあります。このような状態の子どもは、ウィルスの影響によって普段の姿とはまったく違って見えるでしょう。ウィルスの強さや症状の重さによっては、高熱のあまり意識が朦朧とすることさえあります。子どもが神経性やせ症になると、これと似たことが起きます。子どもであることには変わりはありませんが、病気の影響で言動が変化するのです。

回復とは？

神経性やせ症からの完全な回復とは、以下の状態を目指すことです。

・「正常に」食べられるようになること。つまり、お腹が空いた時に自発的に、自分1人で食べられる。
・カロリーや体重増加をおそれず、さまざまな食べ物を食べられる。
・病的思考や、食べ物や体重へのとらわれがない。
・多くの人が自分の身体に対して抱く「普通」程度の不満はあるが、それに生活が左右されることはなく、自分のありのままの身体を愛して受け入れられる。
・正常な身体的成長や発達の軌道に戻り、成長の伸びしろを最大限に達成する。女子の場合は、止まっていた月経が再開する。
・学校生活や友人、家族との交流、スポーツや趣味に関する活動など、普通の思春期の若者としての日常生活が送れるようになる。

たとえ体重が比較的速やかに回復したとしても、上記のような完全に回復した状態に到達するまでにはある程度時間がかかります。子どもの性格特性や罹患期間、他のこころの問題の有無などによって、回復のペースは

人それぞれ異なります。中には，病気の思考から抜け出すのに1年〜1年半かかる子どももいます。神経性やせ症という病気は脳に大きな打撃を与えるため，脳が癒えるまでには時間を必要とするのです。例えば，陸上競技をしている子どもが足を複雑骨折したら，陸上選手として復活するまでに相当長い時間がかかりますが，脳はその複雑さゆえに，それよりもさらに時間がかかるといえるでしょう。

SECTION 4

治療チーム

　家族の再栄養の取り組みを通じて子どもが食べられるようになり，元の健康な姿を取り戻すためには，経験豊富な専門家のチームからサポートを受けることが必要不可欠です。子どもの治療チームは，両親，FBT 治療を指揮する治療者，小児科医，そして精神科医によって構成されていることが望ましいでしょう。なぜなら，FBT の有効性が示された研究はこのようなチーム編成のもとで行われたからです。よって，実際の治療においても同様のチームで取り組むことが理想的ですが，状況によっては上記のメンバー全員を揃えることが難しい場合があります。また，国や文化によってはそれぞれの専門家が持つ知識や役割が，以下に示すほどはっきりと分かれていないこともあるでしょう（「FBT を日本で実施する際に気をつけること」参照）。

　いずれにしても，理解してもらいたいのは，FBT を提供するのが誰であれ，治療者は，子どもの身体的安定を確保すること，子どもが安全であること，そして併存するかもしれないこころの問題を扱うことの重要性を認識していなければならないということです。

両親の役割

　FBT では，両親は子どもの回復における主たる責任者として，治療チームの最も重要なメンバーに位置づけられます。両親は，それまで何年にも

第2章　Family Based Treatment（FBT）を理解する　19

わたって健康だった子どもを育ててきた経験があるので，病気に苦しむ目の前の子どもに何が必要かもよくわかっているはずです。しかしながら，神経性やせ症という病気によって，通常の子育ての方法では対処できなくなり，親として進むべき方向がわからなくなってしまっているのです。

　そのような中，両親は子どもに長時間寄り添い，支え，理解し，励まし，愛情を示しながら，今の子どもにとって最も重要なものである「栄養」を与えなければなりません。治療が終了した家族の多くは，FBTのことを振り返り，人生の中で最も困難な体験であったと語ります。

　治療に際して，両親は落ち着きと一貫性を持ち，忍耐強く，創造的に，そしていつでも子どもに手を差し伸べられる用意をもって取り組むことが重要です。そうすれば，子どもがやせたままでいたいと主張して回復することを拒み，両親が必死で助けようとしていることに何ら感謝せず，逆にそれを拒絶する態度を示しても，より対処しやすくなるからです。

両親は，子どものことを最もよく知るエキスパートです。

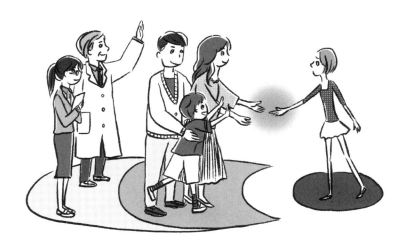

FBT治療者の役割

　治療者の役割は，FBT に取り組む両親を支えて導くことです。治療者は摂食障害や FBT 治療に関してのエキスパートですが，実際の治療を行うことはできません。実際の治療を行うことができるのは，両親だけなのです。

　治療者は，両親が子どもの再栄養に取り組むにあたって直面する数々の困難や，病気に由来する言動への対処の仕方をアドバイスし，それらを乗り越えるための道先案内人となります。

　また，子どもの病気をきちんと理解できるように知識や情報を提供したり，子どもが必ず回復すると強く信じられるように支えたり励ましたりするのも，治療者の大切な役割です。治療開始当初は，多くの両親が本当に病気に打ち勝つことができるのかを不安に思い，自分たちが直面する困難と背負う責任の大きさに圧倒されます。しかし，治療者の支えによって両親は当初の絶望感を乗り越え，自分たちの役割を果たすべく前に進めるようになります。

　治療者が，子どもを回復させるという大切な役割を両親が果たせることを強く信じているのと同様に，両親も治療者のことを信用しなければなりません。また，治療そのものの有効性についても，強い信念を持ち続ける必要があります。お互いの信頼と信念がなければ，治療はうまくいきません。FBT について何かわからないことがあれば，積極的に治療者に質問してください。

治療者は，FBT についてのエキスパートです。

第2章　Family Based Treatment（FBT）を理解する　21

小児科医の役割

　小児科医の役割は，子どもの身体の状態について医学的な観察を行うことです。神経性やせ症は，こころの病気であると同時に，長期的な身体的障害を引き起こし，最悪の場合は死に至ることもある身体的合併症を発生させる危険があります。それゆえ，特に体重減少が著しい治療の初期段階は，定期的な受診が必要です。

　FBT 治療では，小児科医は医学的な事柄に関するアドバイスを行います。また，子どもの身体的発達について責任を負い，子どもが正常な発達の軌道から逸れることのないように，必要に応じて血液検査や骨密度検査などを実施します。

**小児科医は，子どもの身体的安定や
その他の医学的な事柄に関するエキスパートです。**

精神科医の役割

　再栄養の取り組みの初期段階においては，多くの子どもが強い苦痛を訴えます。ほとんどの場合，家族は治療者の助けを得ながら子どもの苦痛に対処することができます。

　しかしながら，時に子どもの苦痛が強すぎるあまり，自傷行為や自殺念慮が出現することがあります。そのような時は精神科医の関わりが必要となり，状態によっては薬の処方が行われる場合もあります。子どもに薬物療法を行うか否かについては，必ず両親を交えて話し合い，薬の服用の最終決定は両親が下すことになります。

　苦痛の最中にいる子どもの言動に対して，家族が強い恐怖を感じることも少なくありません。しかし，それらは神経性やせ症の子どもによく見ら

れるもので，体重の回復に伴っておさまっていくのが一般的です。

精神科医は，子どものこころの状態に関するエキスパートです。

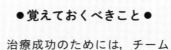

●覚えておくべきこと●
治療成功のためには，チーム全員が一丸となって取り組まなければなりません！

★お買い上げいただいた本のタイトル

★本書についてのご意見・ご感想（質問はお控えください）

★今後どのような出版物を期待されますか

ご専門

所属学会

〈e-mail 〉

星和書店メールマガジンを
(http://www.seiwa-pb.co.jp/magazine/)
配信してもよろしいでしょうか　　　　　（ a. 良い　　　b. 良くない ）

図書目録をお送りしても
よろしいでしょうか　　　　　　　　　　（ a. 良い　　　b. 良くない ）

郵便はがき

料金受取人払郵便

杉並南局承認

2638

差出有効期間
2022年11月
30日まで

（切手をお貼りになる必要はございません）

168-8790

（受取人）
東京都杉並区
上高井戸1—2—5

星和書店
愛読者カード係行

ご住所（a.ご勤務先　b.ご自宅）
〒

(フリガナ)

お名前　　　　　　　　　　　　　　（　　　）歳

電話　　　　　　（　　　　　）

第3章
子どもの
再栄養について

SECTION 5　子どもの再栄養への取り組み………… 25

SECTION 6　食べ物は回復のための薬…………… 34

SECTION 7　体重増加を妨げる問題行動………… 52

第3章　子どもの再栄養について　25

● ● ● SECTION 5

子どもの再栄養への取り組み

　神経性やせ症の子どもの再栄養は，FBT治療を実践する両親にとって，最も困難な課題です。

　神経性やせ症の子どもの食事の世話をすることは，健康な子どもの場合と全く異なります。多くの親は，健康な子どもに食事をさせることはとても上手です。通常，健康な子どもには食欲があり，食べ物が大好きで，食べ物や食欲に関連する脳の神経回路が効率よく機能しています。

　一方，神経性やせ症の子どもは食欲を示さず，食べ物を嫌がったり怖がったりします。飢餓状態にある脳では，食べ物に関連する神経回路が断絶された状態にあるからです。健康な子どもは，基礎代謝の他に成長や新陳代謝，そして運動で消費されるカロリーに十分に見合う量の食べ物を摂る必要がありますが，神経性やせ症の子どもは，同様のカロリーに加え，体重を元に戻すためのカロリー摂取も必要となります。

　一般的にFBT治療者は，子どもに食事を与えるのに必要な知識とスキルを両親がすでに持っていること，いざとなれば長年にわたり家族の食事の世話をし，健康な子どもを育ててきた経験を頼りにすればよいことを両親に伝えます。実際にその通りである反面，病気のせいで健康を害し，低体重に陥っている子どもに食事を摂らせることは，両親にとって今までにない試練でもあります。健康だった頃には，栄養豊富な食事を出せば子どもは喜んでそれを食べたでしょう。それが今は，神経性やせ症という病気

のために，両親はまったく馴染みのない，おそろしい経験をすることになります。子どもは食べ物を完全に拒否し，少しでも食べると強い苦痛を訴えるのです。

一方，両親は突如として1週間に500g～1kgという体重増加を実現するために，カロリーを計算したり，食べ物の量を測ったりしなければならなくなります。多くの親は必要な体重増加のために要する食べ物の量の多さに驚き，何時間もかけて食事やおやつの計画を立てます。そうする中で両親は自信をなくし，自分たちにはできないと思い始めてしまいます。このような場合，成長過程にある思春期の子どもが速やかに体重回復を遂げるために必要な栄養量について，専門家から指導を受けることが役立つでしょう。

それまで，子どもの発達や成長を自然の流れに任せていた両親にとって，低栄養が思春期の身体にどのような影響を及ぼすのかなど知るよしもないことです。しかし，FBT治療者からの支えがあれば，両親は自分たちの力を信じ，袋小路に陥らず，速やかに試練を乗り越えていくことができるでしょう。

子どもにとって，食べることがなぜこれほどまでに難しいのか？

両親にとって，子どもがどうしてこれほどまでに食べることが難しいのかを理解するのは大変な作業です。本来，食べるということは自然な本能であり，楽しい体験であるはずです。子どもにとって食べることがなぜこれほど難しいことなのかをきちんと理解できるようになると，両親はそれまでよりもずっと落ち着いた態度で，より愛情を持って子どもに接することができるようになります。子どもに対してイライラせず，病気の苦しみから一刻も早く子どもを救いたい，そのためにできる限り早く回復させてあげたいという思いが一層強くなるのです。

以下に示す6つの事柄は，神経性やせ症で苦しんでいる子どもの中で，

どのようなことが起きているのかを説明したものです。子どもはこれらのことに四六時中苦しめられており，それが食べることや体重増加の妨げとなっているのです。

1．恐怖

神経性やせ症の根本にある最大の感情は「恐怖」です。傍目には食べ物や食べることに対する現実離れした恐怖のように見えますが，実際のところは太ることに対する不合理なまでの恐怖なのです。子どもは，何を食べてもそれがすぐに身体の脂肪になると思い込み，おそれています。

子どもにとっては，カロリーや体重計，体重測定，体重増加を目の当たりにするのも怖いことです。体重が増えたら友人にどう思われるかも怖いし，太らないために遠ざけている「怖い」食べ物をいったん口にしたら止まらなくなるのも怖い，病気によってコントロール感を失うことも怖い，病気を手放すと自分自身を見失ってしまうような気がして怖いなどなど，恐怖の対象を挙げればきりがありません。

子どもの頭の中は，1日中このようなさまざまな恐怖でいっぱいです。その結果，常にカロリーを計算し，次の食事に怯え，どうやったら食べずにいられるか，親に摂らされるカロリーをどうしたら消費できるか，必死で考えを巡らせることになります。想像してみてください。こんなにたくさんの恐怖を抱えながら食べることが，どんなに苦しいことか……。

2．不安

食べ物や体重増加について考えることは，子どもを非常に不安にさせます。最新の研究により，神経性やせ症の子どもの多くに併存疾患として気分障害（うつ病）や不安障害，強迫性障害，または対人恐怖症があることがわかっています。ロックは，思春期の神経性やせ症の患者さんの50％に気分障害，35％に不安障害が見られたと報告しています[6]。

また，多くの家族が，神経性やせ症になる前の子どもの性格について，

不安が強い傾向があったと振り返っています。もともと不安障害や気分障害がある子どもの場合，神経性やせ症はそれらの症状を（特に食べ物に関連する場面において）さらに悪化させることになります。

　子どもの不安が非常に不合理で極端なレベルになってくると，両親が出す普通の量の食事もカロリーの山のように見えてしまい，それがすぐに脂肪となり，自分の身体の最も気になる部分につくように感じられます。不安が強くなればなるほど，それを少しでもやわらげるために，自分を取り巻く環境や食べ物に対する捉え方が頑なになり，これらをコントロールすることにますます必死になります。「食べ物をコントロールできれば，不安もコントロールできる」と無意識に考えるのです。場合によっては，強すぎる不安がパニック発作を誘発することもあります。

3．頭の中で常に聞こえる神経性やせ症の声

　子どもは，頭の中で絶え間なく発せられる病気の声に苦しんでいます。それは，休むことなく続く頭の中の声，または考えです。「食べたらダメ」「もし食べたら太ってブサイクになる」「太ったら誰にも好かれなくなるわよ」などなど。

　病気はまた，両親を信用しないように，子どもにこう迫ります。「親はあなたの敵よ」「あなたを太らせようとしているのよ」といった具合に。そして病気は子どもに対して，自分だけが唯一の友達であり，信頼できる存在であること，自分以上に子どものためを思う者はいないし，絶対に裏切ったりしないことを訴えかけるのです。そうやって子どものこころに取り入り，ついには子どもの人格を乗っ取ってしまいます。「自分がもたらすコントロール感と安心感なくしては生きられない」「食べればそのコントロールを失ってしまう」などと言葉巧みに説得し，やせているからこそ特別な存在でいられるのだと信じ込ませます。

　子どもの頭の中には，両親を心配させて傷つけていること，両親はこころから自分を愛していて早くよくなってほしいと強く願っていることなど

第3章　子どもの再栄養について　29

を伝える小さな声が存在していることもあります。しかしながら，その声はあまりにも小さく，病気の大きな声にかき消されてしまうのです。

　自分が置かれた立場について，どちらに転んでも勝ち目のない状況だと嘆く子どももいます。両親を喜ばせるために食べれば病気から責め立てられ，病気の言うことを聞いて食べなければ両親が怒り，叱られてしまうからです。

4．自らに課す，数えきれないほどのルール

　安心感とコントロール感を手に入れ，やせる（もしくはやせたままでいる）という目標から逸れないように，子どもは独自の決まりごとを無数に編み出し，自らに課します。これらのルールは両親からすると理解に苦しむものばかりですが，本人にとっては自分を守ってくれる大切な枠組みとなります。社会がルールによって一定の秩序を保っているのと同様に，子どもにとってはそれらのルールが混乱を防ぎ，安心感をもたらしてくれるのです。体重が減れば減るほど病気は悪化し，子どもが設定する決まりごとはどんどん厳格になっていきます。

　下記に示した病気が作り出すルールは，病気の思考と似ていますが，病気の声や思考は頭の中で現れたり消えたりするものであるのに対して，ルールはいったん設定されると何が何でもそれに従わなければならなくなるのが特徴です。

- ・体重が増えないよう，食べるものすべてのカロリーをチェックしなければならない
- ・1日に×××カロリー以上摂ってはいけない
- ・油ものや炭水化物を摂ってはいけない
- ・体重を一定に保つため，もしくは食べてしまった余分なカロリーを消費するために，運動あるいは他の手段を使わなければならない
- ・やせていることは，人生の他のどんなことよりも重要である

・夜7時以降は何も口にしてはいけない

・やせていなければ，人に受け入れてもらえない

・完璧な人間は，やせていなければならない

・やせている人は自分をコントロールできる人で，太った人は自分をコントロールできないだらしない人である

5．飢餓状態の脳

　人間の身体において，脳は最も重要な臓器の一つです。それゆえ，どんな時も身体は脳を必死で守ろうとします。身体が飢餓状態に陥ると，栄養は優先的に脳に運ばれるために，他の臓器や身体機能への栄養供給は後回しになります。脳にとっての唯一のエネルギー源はブドウ糖なので，それが少ないと，まず身体にある脂肪を，そして次に筋肉などにあるたんぱく質を分解して，ブドウ糖を手に入れようとします。さらに飢餓状態がひどくなって長引くと，遂には神経細胞に含まれる脂肪やたんぱく質まで分解し，そこからブドウ糖を得ようとします。その結果，神経細胞が減って脳の容積の低下（萎縮）が起こります。

　神経性やせ症の患者さんの脳の画像を調べた研究では，脳萎縮や神経細胞の消失，シナプス結合の密度低下などの解剖学的特徴が見られることが報告されています。失われた脳実質は，体重回復に伴って元に戻ることがほとんどですが，中にはそうでない場合もあります[7]。学習能力や行動，気分への長期的な影響はまだはっきりとはわかっておらず，さらなる研究が待たれます。

　飢餓状態の脳は，栄養の行き届いた脳とは異なる働き方をします。神経性やせ症の症状の多くは，飢餓がもたらす脳の変化が原因となって起こります[8]。身体の飢餓状態は，脳の実行機能を司る前頭葉の機能障害を引き起こして，物事に対する判断や理解，集中や決断などに支障を来します[7]。病気の子どもにしばしば見られる理屈に合わない不合理な言動は，これに由来するものなのです。

島皮質と呼ばれる脳の部分は，飢餓によって特に機能が乱れるといわれています。島皮質の主な役割は，外的環境に順応する脳の領域と，自身の身体の恒常性や安定性を保つ脳の領域とのバランスを取ることです。さらに島皮質は食欲や食行動の調節も行います。神経性やせ症では，この島皮質の機能障害により，食欲や食行動の異常に加え，満腹感の増大，ボディ・イメージの歪み，思考と感情の統制困難，病識の欠如，そして自身に対する嫌悪感の増大などが起こります[7, 9]。

6．病気を持続させる要因となる特定の性格特性

最新の研究によると，思春期の神経性やせ症の患者さんには多くの共通する性格特性があり，それらの特性が，柔軟性のなさと強いコントロール欲求という病気の症状を持続あるいは悪化させる要因になることが示されています[10, 11]。

神経性やせ症に関連する性格特性として，以下のものが挙げられます。

1）完璧主義

多くの子どもが，自分に対して求める基準がとても高い傾向にあります。それゆえ，どんなに頑張っても満足せず，非の打ちどころのない最高レベルの完璧さを追い求めます。このようなレベルを達成することは実際には不可能であるにもかかわらず，不可能を可能にしようと何時間も苦悶し続けるのです。手に入れることが到底無理な体重や体型を目指して，結局どこまでいっても満足しないことの背景には，この完璧主義があるのです。この傾向が強ければ強いほど，苦痛が増して病気が持続します。

2）認知的柔軟性の欠如

認知の柔軟性とは，目的に合わせて思考や行動を自由に切り替えることのできる能力のことで，「セット転換（視点の変換）」とも呼ばれます。神経性やせ症の患者さんは，このセット転換が苦手な人が多く，認知的柔軟性が欠如しています。そしてそのような人には，しばしば強迫的で頑固，完璧主義な性格傾向がみられます。神経性やせ症の患者さんが，どれだけ

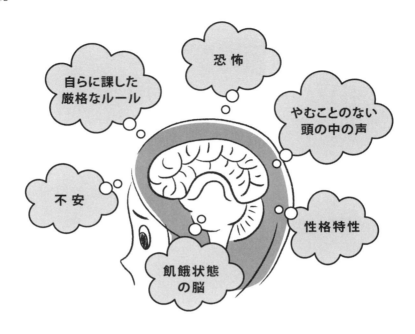

周囲から強いプレッシャーを受けてもなかなか問題行動を止められないのは，このためなのです[8]。

3）全体像をつかむ力の弱さ

これは「木を見て森を見ず」の状態を指します。神経性やせ症の患者さんの神経心理学的傾向を分析すると，細部集中型の情報処理スタイルが多く見られます。物事の全体像よりも，詳細な部分に目が向く傾向があるのです（細部重視 vs 全体重視の思考スタイル）。イギリスの児童精神科医ラスクは，このような情報処理スタイルの特徴により，神経性やせ症におけるボディ・イメージの障害が説明できると考えました。彼は，物事の細部にこだわる傾向のある人は，自分のからだに対しても同じ情報処理スタイルを用いるので，神経性やせ症の人が鏡で自分の姿を見る際には，からだ全体を見て評価せず，自分が嫌いな部分に注目してしまい，それをもと

に否定的な評価を下すと考えたのです[8]。

　ここに挙げたことは，子どもの再栄養に取り組む際に両親が直面する課題です。病気と戦うことは，子どもと戦うことではなく，子どものこころを支配する恐怖や不安，飢餓状態で正常に機能していない脳，やむことのない頭の中の声，そして本人が自分に課している大量のルールとの戦いなのです。子どもは，この戦いに1人で挑めるだけの力を持ち合わせてはいません。敵はあまりにも強く，子どもは無力です。子どもには，自分のために戦い，健康を取り戻してくれる両親の力が必要なのです。両親の応援がないと，病気に命を奪われてしまうか，生涯にわたり病気の奴隷となる可能性があります。病気が長引けば長引くほど，どんどん病気が本人の一部になってしまうのです。

SECTION 6

食べ物は回復のための薬

　子どもが回復する唯一の方法は，食べることです。現時点では，この病気を治せる薬はまだ開発されていません。

　からだは，体脂肪とそれ以外の部分（骨，内臓，筋肉や結合組織など）で成り立っています。体脂肪には，必須脂肪と貯蔵脂肪が含まれます。

　病気のからだが健康を取り戻すためには，さまざまな栄養素をバランスよく取り入れなければなりません。炭水化物，たんぱく質，脂質，ビタミンやミネラルは，いずれも子どものからだに必要な栄養素です。

　炭水化物（糖質やデンプンなど）は，からだのエネルギー源となるブドウ糖を摂るために必要です。ブドウ糖は，からだにとって最も好ましいエネルギー源で，不足するとからだはきちんと機能できなくなります。特に脳はエネルギー源としてブドウ糖しか使うことができず，からだに必要なブドウ糖のおよそ30％が脳の機能を維持するために使われています。炭水化物を多く含む食品には，米，パン，シリアル，じゃがいも，パスタ，根菜類や果物などがあります。砂糖が多いお菓子や炭酸飲料にも炭水化物が多く含まれています。

　たんぱく質は，からだを作る材料になる栄養素です。通常はエネルギーとして使われることはありませんが，炭水化物が不足している状況では，たんぱく質がブドウ糖に変換されます。しかし，たんぱく質を分解して得られるブドウ糖はわずかな量なので，この方法は非効率的です。この脳に

ブドウ糖を届けるためにからだが自分自身を分解してエネルギーを得る方法は「自食作用」と呼ばれ，これが神経性やせ症で著しい体重減少と筋肉の萎縮が起こる理由です。たんぱく質を多く含む食品には，肉や魚，乳製品（牛乳，ヨーグルト，チーズ），豆，ナッツ類などがあります。

　脂質は，現代のメディアでは「悪いもの」として扱われがちです。しかしながら，脂質はからだが正常に機能するために必要不可欠な栄養素であり，からだが摂るカロリー全体の20 ～ 30％を占めていなければなりません。脂質は，ビタミンA，D，E，Kなどの必須ビタミンの吸収を手助けします。脂質の多い食品には，バターやマーガリン，油，ナッツ類，アボカド，そしてファストフードやケーキなどの焼き菓子があります。

　脂肪は骨髄や中枢神経系，脳をはじめとする主要な臓器，腸，そして筋肉の中に存在しています。これらは必須脂肪と呼ばれ，からだが正常に機能するためになくてはならないものです。一方，貯蔵脂肪は脂質を余分に摂取した際にからだに蓄積される脂肪です。ブドウ糖を作るために体内に確保されている脂肪が完全に枯渇すると，餓死に至ります。

　このように，脂肪は健康なからだに絶対に必要なものです。思春期の子どもの体脂肪率は，年齢や発達段階に応じておよそ15 ～ 20％であるべきだと考えられています。極端に体脂肪が少ないと，心血管系，内分泌系，生殖器系，骨格系，免疫系，胃腸系，腎臓系，そして中枢神経系を含むからだのほぼすべての機能に影響する重篤な身体的合併症を引き起こす危険性があります。

　脂肪の大切な役割には，以下のようなものが挙げられます。

・体温を保つために，熱を産生する働きとからだの断熱材となる役割があります。体脂肪が少ないと，寒さに反応して体温を上げたり，体温を保ったりすることができないので，低体温になります。神経性やせ症の子どもが常に寒がっているのはこのためです。

・脳と中枢神経系において脂肪が占める割合が高いのは，神経系の髄鞘に脂肪がなくてはならないものだからです。体脂肪の不足により髄鞘

が破壊されると，脳内の電気刺激の伝達が遅くなります。その結果，脳の機能が障害され，集中力の低下や混乱が起きたり，合理的な思考ができなくなったりします。

・体脂肪率が極端に低くなると骨密度の低下を招き，疲労骨折のリスクが高まります。

回復のために必要となる食事量

　子どもが速やかに体重を増やすためには，１日に３回の食事と３回の間食で合計3,000kcalほどを摂る必要があります。再栄養を始めたばかりの段階では，しばしば基礎代謝（安静時において生命活動の維持に必要となるエネルギーの量）が上昇するため，それ以上に食べる必要性が発生します。長期にわたり摂取カロリーが不足すると，基礎代謝は低下します。その状態から再栄養により必要なカロリーを再び摂り始めると，基礎代謝率が約1.2倍ほどまで増加します。

　炭水化物と脂質は，病気の子どもにとっては口にするのが怖い「危険な」食べ物の代表格です。なぜなら，これらを食べるとたちまち太ると信じ込んでいるからです。反対に，比較的不安なく食べられる「安全な」食べ物もありますが，これらは大概カロリーが非常に低いものです。子どもが病気から完全に回復するためには，怖がらずにすべての食品群を食べられるようにならなければなりません。よって，両親は用意する食事と間食に「安全な」食べ物と「危険な」食べ物の両方を含め，子どもが炭水化物，たんぱく質，脂質をバランスよく含んだ食事を摂るようにする必要があります。

　ここで，多くの両親が陥りがちな落とし穴として，子どもが少しでも食べたくなるようにと，手の込んだご馳走を用意することがあります。神経性やせ症の子どもにとってはほとんどの食べ物が嫌なものなので，両親がよかれと思って一生懸命準備しても，感謝されるどころか拒絶されてしまうことが少なくありません。両親の使命は子どもの健康回復であって，レ

ストランのようなご馳走の提供ではありません。大切なことはただひとつ，体重が増えるために必要となる量の食事を子どもに摂らせることです。よって，両親が目指すべきは，栄養たっぷりで健康によい食べ物を十分に与えることです。そのためには，量を増やすよりも高カロリーの食べ物を用意するほうが簡単だと思う家族が多いようですが，どのように目標を達成するかは両親が話し合って決めてください。たとえ，どのような方法を行うにせよ，子どものからだの健康が回復するまでは，毎日，毎食，必要なカロリー量が確実に摂れるよう取り組んでください。

　食後，子どもは満腹感や気持ち悪さ，むくみ，あるいは腹痛を訴えるかもしれませんが，これはよくあることです。飢餓状態が続いていたことによって，胃は若干小さくなっています。そうした状態から食べる量が増えると，胃は伸びてまた元の大きさに戻らなければならないのです。こういった不快感は決して長くは続きませんが，つらい間は食後にお腹に湯たんぽを当てるなどして対処するとよいでしょう。

　また，便秘もよくある訴えの一つですが，食事が正常に戻って消化器系が普通に機能するようになれば解消されます。水や果汁を飲むことは便通を促す効果がある反面，水を飲み過ぎるとお腹が膨れて食事が入らなくなってしまう場合もあるので注意しましょう。

　思春期は，生後1年目に次いで最も身長が増加する時期です。同時に骨密度のピークを迎える時期でもあるため，カルシウムを十分に摂ることが大切です。摂食障害が長引くと，骨粗しょう症のリスクが著しく増大します。飢餓状態の間は骨が脆くなったり，本来あるべき骨塩量の増加が阻害されたりします。よって，それを補給するために食事の中で十分なカルシウムを摂ることが重要です。10代の子どもには，毎日3〜4つ分の乳製品が必要です。乳製品1つ分は，例えば牛乳250mL，ヨーグルト200g，チェダーチーズ50g，リコッタチーズ120gなどです。骨の健康度を高めるためにその他に必要な要因として，十分なビタミンDの摂取，女性の場合は

月経の再来（エストロゲン），男性の場合は十分なテストステロンなどが挙げられます。骨の状態については，ぜひ小児科の先生に相談してください。小児科医は，骨密度検査を提案するなどをしてくれます。

　健康なからだにはたくさんの種類の腸内細菌が生息しています。最新の研究によると，神経性やせ症の患者さんの腸内細菌叢は，飢餓により健康な人と比べて細菌の種類が少ないことが示されています[12]。科学的に実証されてはいませんが，健康な腸内細菌叢を取り戻すためにヨーグルトなどを食べて，からだによい細菌を摂り込むことが役立つかもしれません。

　神経性やせ症という病気は，食べ物を前にした子どもを，両親には理解しがたい数々の奇怪な行動に駆り立てます。これら病的行動の多くは，食べることを怖がっている子どもが食べ物を避ける目的で行っています。さらに，再栄養に取り組もうとする両親の注意を逸らす試みでもあります。よって，これらの病的行動はなるべく早く中断させることが大切です。

　病的行動には，以下のようなものが含まれます。
　・食べ物を細かくちぎる（切る）
　・お皿の表面に食べ物をなすりつける
　・小さなスプーンで食べる
　・食べ物を口に入れたまま飲み込まない
　・食べ物を捨てる（隠す）
　・食卓から逃げ出す
　・乱暴な言葉遣いをする
　・大声で叫ぶ，泣きわめく
　・食器を割る，家具を壊す
　・フォークやナイフ，箸などで自分を傷つけようとする

　FBT の治療中，再栄養の取り組みの際に両親が使う手法を観察した研究によると，食事場面でのやり取りは主に次のように分類されます。

・直接的な促しで子どもに食べるよう迫る：「お昼ごはん，最後まで食べ切らないといけないよ」「トーストを手に取って食べてね」
・間接的な促しで励ましながら食べさせる：「その調子で食べていこう」「もうちょっと食べてごらん」
・ジェスチャーで促す：子どもの目の前にお皿を動かす
・それ以上食べるのを止めさせるような反応をする：「ひとまずそれくらいでいいわ」「今はもうトーストはいいから，あとでね」
・ごほうびを提示する：「ごはんを全部食べたら，今晩映画に行ってもいいよ」
・罰を提示する：「サンドイッチを床に投げたら，2つ食べなきゃいけなくなるよ」
・自主性を重んじる問いかけ：「もう1ついる？」「どれにする？」
・情報提供をする：「これを食べたら骨が強くなるよ」

　興味深いことに，直接的な促しをした場合が，最も子どもの食べる行動につながったことがわかりました[13]。

モデリング（観察学習）

　モデリングとは，子どもが親の行動を手本にしてまねることにより，その行動が学習されることです。

　規則正しい食事を摂る，食事を抜かない，家族そろって食事をするなどの適切な食事行動が実践されていない家庭では，子どもが3回の食事と3回の間食をきっちり摂ることは難しいかもしれません。

　両親の仕事や，他のきょうだいの塾や部活などにより，どんなに頑張っても家族みんなで食卓を囲むことができない家庭は少なくありません。しかしながら，可能な限り家族全員で食事をする時間を設けることで，子どもは家族の支えを感じながら，つらさを乗り越えて食べることができるようになるでしょう。また，家族が一緒に食べることにより，食べることや

食事というものの大切さ，家族団らんの時間を設ける意義について，子どもに伝えられる機会にもなります。

　食事のとき，子どもは自分がきょうだいや両親よりもたくさんの量を食べさせられることに文句を言うかもしれません。子どもが食べやすくなるように，自分たちやきょうだいの食事の量を同じように増やす両親もいますが，これはお勧めしません。そうすることによって，何事も支配下に置こうとする病気のコントロールを強めてしまう可能性があるからです。このような場合,病気の間はその量が必要であること,回復したら健康なきょうだいと同じ量に戻ることを子どもに優しく伝えましょう。

　ほとんどの子どもは,両親が自分に何を食べさせるのかを非常に警戒し,買い物や献立を考えること,料理を作ることに関わりたがります。しかし,こういった時に子どもが側にいると,いさかいになることがほとんどです。子どもはカロリーの低い食べ物やダイエット食品を買わせようとするでしょうし，食事の準備の際にも油やバターなどカロリーの高いものを使わないように説得しようとするでしょう。そのため，買い物や調理，献立作りは子どものいないところで行うほうがよいでしょう。子どもには，優しい口調で次のように伝えてあげてください。「あなたのからだに何が必要か，あなたが回復するためにどうしたらいいか，私たちはちゃんとわかっているから大丈夫だよ」と。また，子どもが回復したら，全部また自分で決められるようになることを伝えておきましょう。

　かつて自分も摂食障害に苦しんだ経験があったり，今現在もそれに苦しんでいる家族の場合，子どもの食事を見守ったり必要な介入をしたりすることを非常に難しく感じるかもしれません。そのような家族の中には，回復に必要な大量の食事を子どもが摂るのを見ると，自分の過去の苦しみが思い出されてつらいという人がいます。また，回復のために子どもは食べなければいけないとわかっていても，その量の多さに嫌悪感を抱いてしまうという人もいます。そういった困難さがある場合は，躊躇したり恥ずか

しく思ったりせず治療者に話し，どうすれば自分の気持ちを克服して子どもの再栄養に取り組むことができるかを相談してください。

　昨今のメディアで強調されている健康や体重に関する話題に影響を受け，体重や体型を気にして，ダイエットや食事制限，健康食品，運動などに熱心に取り組む家族は少なくありません。しかし，子どもが回復するまでは，病的行動への対処や再栄養の取り組みに影響しないよう，一時的にそれらはお休みしたほうがよいでしょう。それよりも，さまざまな種類の食べ物を不安なく食べること，そして喜びや楽しみのために食べることなどを大切にする「正常（健全）な」食行動を実践しましょう。

家庭の外での食事について

1．学校での食事

　学校に復帰し，友人の輪の中でごはんを食べることは，子どもにとって大きなチャレンジになります。もともと食べることへの不安や恐怖がある中で，人前で食べることや周りにどう思われているかが心配になると，不安はさらに大きくなり，本人にとって耐えがたい状況となります。

　FBT の第一段階においては，学校での食事についても両親の見守りが推奨されます。そうすることで，家から持たせた食事を子どもが残さず食べているかを確認できるだけでなく，子どもにとっても食べづらさが和らぐことでしょう。多くの家族は，昼休みに合わせて学校へ行き，車の中で子どもと一緒に昼食を摂ったりします。このように学校での昼食を見守ることが難しい場合は，信頼のおける親戚や学校の先生に協力してもらいます。この時，きょうだいや子どもの友人に見守り役を依頼することはお勧めしません。

　学校での食事を両親が見守るべき理由はいくつかあります。まず1つめに，子どもが食事を摂ることができるようにすることは両親の責任であるからです。2つめには，子どもの回復のためならば両親はいくらでも時間

を取る用意がある，それほど事態は深刻なのだというメッセージを子ども
に伝える意味があるからです。

　このような両親の役割をきょうだいに負わせることは適切ではありませ
ん。なぜなら，きょうだいの役割は病気の子どもと一緒に楽しい時間を過
ごすことだからです。病気の子どもの食事を見守ることは，きょうだいに
とって負担になるだけでなく，一方にそのような権限を与えることできょ
うだいの関係が悪化してしまうリスクもあります。

　同様に，子どもの友達に食事の見守りをお願いすることも望ましくない
でしょう。その友達を，病気の友人の両親に味方するのか，それとも食べ
物を捨てたことを内緒にしておいてほしいと懇願する友人に味方するの
か，という難しい立場に置いてしまうからです。実際には，仲のよい友達
であればあるほど，子どもの味方をしてしまうものです。

　学校の先生に協力してもらう場合には，昼食に何を持たせたかをあらか
じめメールか写真で知らせておく必要があります。さらによいのは，子ど
もの弁当を先生に直接手渡すことです。先生は子どもが何をどのくらい食
べることになっているのかを知りませんから，きちんと伝えておかない限
り子どもが持参したものは家族が持たせた食事だと思うでしょう。くれぐ
れも，子どもが食事の一部を捨てる誘惑にかられる状況を作らないように
してください。そうするチャンスがあると，病気はきっと子どもをそその
かします。また，学校の先生は精一杯手伝おうとしてくれますが，それで
も神経性やせ症という病気に関する知識や子どもへの想いの強さは両親に
は到底及びません。どうしても他のことに気を取られてしまい，子どもが
食べ物を隠したり捨てたりする隙をうっかり作ってしまうかもしれません。

　多くの子どもが，同年代の友人たちは食べる量がとても少なく，一緒に
食べるのがつらいと訴えます。残念ながらこれは若い人たちに広く見られ
る傾向です。両親からは，そのような現実があることを理解していること，
それでも自分たちは少なくとも我が子に対しては正しい行動を取らなけれ
ばならないことを伝えましょう。

2．外食

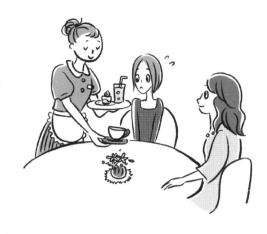

　前述の通り，多くの子どもは人前で食べることに不安を感じます。レストランでの外食は，メニューの内容や用いられている材料，料理に含まれるカロリーなど，未知なことがたくさんあるため，余計に困難の度合いが大きくなります。不安を克服するのに最も効果的な方法は，不安の原因となっている状況や対象にあえて自分をさらすことです。子どもの体重が徐々に増えていくにつれ，その怖さを克服できるように両親の手助けが必要となります。最もよい方法は，一歩一歩少しずつ計画的に取り組むことです。外食する際には，どのレストランへ行くか，そこで何を注文するかをあらかじめ子どもと決めておきましょう。最初は食事ではなくお茶を飲みに行くといったように，子どもが不安なく食べ物を口にできる状況から取りかかるとよいでしょう。そこから徐々にハードルを上げていき，食事をすること，そしてより難易度の高い食べ物に挑戦することなどに進んでいきましょう。

●覚えておくべきこと●

目標とすることは，食行動の正常化です！

知っておくと役に立つ，効果的に再栄養に取り組むためのヒント

1）さまざまな種類の食べ物を取り入れる

再栄養の取り組みの最初の段階から，本人が怖がる食べ物を含め，さまざまな種類の食べ物を食事に取り入れましょう。そうしなければ，新たな怖い食べ物を出すたびに一から始めるような困難が発生します。

2）"ヘルシーな食事を！"という思い込みを捨てる

子どもを回復させるには「ヘルシーな食事」を用意しなければいけないという思い込みは捨て去りましょう。神経性やせ症はいわば食べ物（特にカロリーの高いもの）に対する恐怖症です。不安なくあらゆる食べ物が食べられるようになること，病気になる前に食べていたものすべてを再び口にできるようになることが回復の証です。

3）交渉・説得・説教はしない

食事の場面で，交渉したり，説得したり，説教したり，理詰めで話をしたりしないように心がけましょう。それは大抵失敗に終わりますし，そういったやり取りで食事の時間が無駄になったり，食べることが先延ばしになったりすることは病気の思うつぼです。代わりに，両親の用意した食事を食べるように直接的な言葉で促し，病気が根負けするまでそれをひたすら繰り返しましょう。

4）"食べてくれそうかどうか"で食べ物を選ばない

両親は自分たちの不安な気持ちに流されるあまり，子どもが食べてくれそうかどうかで食べ物を選ばないように気をつけましょう。それよりも，子どもが健康になるために必要な食べ物を用意しましょう。

5）子どもには食べ物の準備をさせない

食事の準備や献立づくり，カロリーの計算，食料の買い出しなど，食べ物に関連する決定事項に子どもが関わらないようにしましょう。なぜなら，今の子どもにとっての最大の関心事は，摂取カロリーをいかに減らすか，そしてどうすれば怖い食べ物を食べずに済むかということだからです。両

親は，用意した食事をただ子どもの目の前に置き，それを食べられるようにサポートしましょう。

6）必要な食べ物の種類・量を理解する

子どもが体重を増やすためにはどのような食べ物をどのくらい摂らなければならないのか，きちんと理解しておきましょう。通常，両親は健康な子どもに何を食べさせるべきかよくわかっています。しかしながら，飢餓状態にある子どもの食事については知識がないため，それを短期間のうちに頭に入れることが必要です。

7）誰かに決めてもらうほうが子どもは安心できる

子どもは今，何を食べるかを自分で決められる状態ではありません。なぜなら病気によって思考力が損なわれており，どのような決断をしても罪悪感を持ってしまうからです。このような勝ち目のない状況では，誰かに決めてもらうほうが子どもは安心できるのです。

8）正常な食事について話す

ヘルシーな食事の仕方ではなく，正常な食事の仕方について話しましょう。正常な食事の仕方とは，平均的で健康な若者の食事の仕方のことを指しています。すなわち，幅広く，規則正しく，柔軟に，そして不安がない状態で楽しく食べられることです。

9）病的行動を止める

食事場面での病的行動（例：食べ物を細かく切る，小さなスプーンで食べるなど）は病気を助長させるので，なるべく速やかに介入し，中断させたほうがよいでしょう。両親の後押しのもと，子どもが自分の恐怖心の限界を超えることができるたびに，子どもの苦悩は減っていくのです（それはいわば p.79 で後述する暴露療法のようなものです）。

10）厳しい戦いを覚悟する

病気からの激しい抵抗があること，そのため病気との厳しい戦いになることを覚悟しておきましょう。両親が病気よりも強い存在であること，病気に対して絶対に譲歩せず子どもを守り抜く決意があることを，子どもが

理解して信じるまで，病気との戦いは続きます。戦いがどのくらい激しいものになるかは，病気の強さ，子どもの性格特性，発病前の不安傾向や強迫性障害などのこころの問題の有無，そして家族内の関係性など，それぞれの家族の状況によって異なります。いずれにしても，両親は病気の深刻度に見合った粘り強さを持って病気に立ち向かわなければなりません。両親の強さは，子どもの安心感につながります。大切なのは，病気に対して断固たる姿勢を示すことです。

11）食事中にペットがそばに行かないようにする

犬などのペットを飼っている家庭は，子どもが食事をしている時，ペットがそばに行かないように注意しましょう。両親の見ていない時に子どもがペットに自分の食べ物を与えてしまうのは決して珍しくありません。

12）一貫した態度を示す

子どもが何を食べなければならないかということや，食事を残さず食べること，病気に譲歩しないこと，両親がお互いに支え合うことについて，両親の間で見解を一致させ，子どもに対して一貫した態度を示しましょう。両親のどちらかに少しでも隙があれば，病気は必ずそこに付け入ろうとするでしょう。

13）すべて食べ終わるまで見守る

食事の間は子どものそばに座り，用意した食事を子どもがすべて食べ終わるまで注意深く見守りましょう。そうしないと，袖の中やポケットの中，紙ナプキンの中など，思いもしない場所に食べ物を隠そうとするかもしれません。病気は，どんな手段を使ってでも子どもに食べることを避けさせようとして，そのためのわずかな機会も逃しません。

14）できる限り普通の雰囲気で食事をする

食事場面でさまざまな困難があったとしても，病気ばかりに注意が向かないよう，食事中は家族でいろいろな話をしたり，気をそらす方法を見つけたりするなどして，できる限り普通の雰囲気の中で食事をするように心がけましょう。

第 3 章 子どもの再栄養について　　47

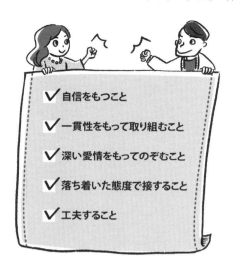

食事と間食の計画表の一例

　次ページの食事と間食の計画表は，子どもが摂らなければならない食事の量と高カロリーのおやつがどのようなものか，その一例を示したものです。この表はあくまでも両親が子どもの体重回復のために摂取すべき食べ物を理解するための指針なので，これを参考にしながら，同等量のカロリーを含むメニューに自由に置き換えてください。

　子どもは，このような計画表に沿って食べることを好むかもしれませんが，連日同じ計画表を忠実に守りながら食べることはあまりお勧めしません。なぜなら，そうすることは柔軟性のなさを一層助長してしまうからです。回復における最終目標は，子どもが正常な食べ方ができるようになることであり，それはすなわちどんな食事を出されても不安なく食べられるようになることです。研究によると，食事の中でさまざまな種類の食べ物を摂ることは，神経性やせ症において良好な予後と関連していることが示されています[14]。

食事と間食の計画表の例

	朝（和食）	朝（洋食）	間食①
月曜	スクランブルエッグ，コーンときゅうりのサラダ，たらこ煮，昆布の佃煮，味付のり，柴漬け，ごはん，みそ汁，牛乳	スクランブルエッグ，コーンときゅうりのサラダ，ベーコン，昆布の佃煮，ビスケット，紅茶，バターロール，バター，牛乳	ビスケット3枚，ミルクココア（150mL）
火曜	野菜入り卵焼き，オクラとしめじのサラダ，さんまの開き，金時豆，かつおふりかけ，はりはり漬，ごはん，みそ汁，牛乳	野菜入り卵焼き，オクラとしめじのサラダ，ピリ辛ウインナー，金時豆，小さなチーズケーキ，紅茶，バターロール，ジャム，牛乳	シリアル，はちみつヨーグルト
水曜	ほうれん草のココット，小松菜と人参のサラダ，塩さば，一口サイズのチーズケーキ，大人のふりかけ，高菜漬，ごはん，みそ汁，牛乳	ほうれん草のココット，小松菜と人参のサラダ，ロースハム，一口サイズのチーズケーキ，ポテトもち，紅茶，バターロール，ジャム，牛乳	ヨーグルト，ナッツ，ジャム
木曜	ポテトとピーマンのオムレツ，いんげんときゅうりのサラダ，さごし，プルーン，のりふりかけ，つぼ漬，ごはん，みそ汁，牛乳	ポテトとピーマンのオムレツ，いんげんときゅうりのサラダ，ポークビッツ，プルーン，アロエヨーグルト，バター，紅茶，バターロール，菓子パン，牛乳	どら焼き
金曜	コンビーフスクランブル，ハーブとパプリカのサラダ，まぐろみりん，杏缶，たまごふりかけ，しその実漬，ごはん，みそ汁，牛乳	コンビーフスクランブル，ハーブとパプリカのサラダ，サラミハム，杏缶，コーンポタージュ，紅茶，バターロール，ジャム，牛乳	クラッカー5枚ドリンクヨーグルト
土曜	カレー風味オムレツ，ブロッコリーと人参のサラダ，あじの開き，フルーツ，味付のり，たくあん，ごはん，みそ汁，牛乳	カレー風味オムレツ，ブロッコリーと人参のサラダ，ドライサラミ，フルーツ，砂糖のかかったコーンフレーク，紅茶，バターロール，ジャム，牛乳	かりんとう（普通サイズ10本）
日曜	洋食のみ	ゆで卵，フランクフルト，マカロニサラダ，棒チーズ，フルーツ，コーヒーゼリー，ジャム，紅茶，バターロール，菓子パン，牛乳	チョコクロワッサンホットミルク（180mL）

※ご飯は170g／※牛乳は180mL、バターロールは2個

第3章　子どもの再栄養について　49

昼	間食②	夕	間食③
ロコモコ丼，きゅうりと葉っぱのサラダ，ミルクティプリン，福神漬け，コンソメスープ	きなこもち	さわらの西京焼き，油揚げと野菜の煮物，マロニーの和え物，ごはん，すまし汁	アイスクリーム
鶏肉の治部煮，和風サラダ，大豆の煮物，ごはん，みそ汁	ミートパイ	もち米の肉団子，もやしとカニ棒のサラダ，空芯菜炒め，ごはん，中華スープ	焼きプリン
豚肉の生姜焼き，紫キャベツとアスパラのサラダ，じゃことわかめのソテー，ごはん，みそ汁	焼きいも	チキンマカロニグラタン，セロリとパプリカのサラダ，おからの炒り煮，ごはん，コンソメスープ	ワッフル牛乳（180mL）
海鮮あんかけ焼きそば，ほうれん草とコーンのサラダ，肉しゅうまい，フルーツ，ウーロン茶	フレンチトースト	ポークソテー，そら豆のサラダ，切昆布の炒め煮，ごはん，チキンスープ	ティラミス
ぶりの照り焼き，れんこんサラダ，小倉抹茶プリン，ごはん，かき玉汁	ドーナツ牛乳（180mL）	青椒肉絲，わかめとしらすの中華風サラダ，青菜とまいたけの和え物，ごはん，中華スープ	クリームあんみつ
アメリカンポークソテー，レタスとオリーブのサラダ，ひじきときゅうりのマリネ，ごはん，コンソメスープ	はちみつチーズトースト	手羽先のペッパー焼き，セロリとベーコンのサラダ，大根納豆和え，ごはん，白みそスープ	デニッシュペストリー
えびピラフ，アーモンドとルッコラのサラダ，フルーツソースヨーグルト，福神漬け，コンソメスープ	肉まん	牛肉のポトフ，人参とレーズンのサラダ，かぼちゃのマリネ，ごはん，フルーツ	かぼちゃプリン牛乳（180mL）

ある母親の回想①　再栄養の苦悩を振り返って
～9歳の神経性やせ症の患者さんの母親の手記～

　FBTで娘の再栄養に取り組むまでは，娘に彼女自身が決めた厳格な食べ物のルールに沿わないものを食べてもらうにはどうすればよいのかがわからずに，途方に暮れていました。食べ物に関する娘の許容範囲がどんどん狭まっていく中，私たちはとても心配でどうにかしなければと必死でした。

　そうした状況で始めたFBT治療によって，このおそろしい病気に真正面から立ち向かうための方法を教わり，習ったことを家庭で実践しました。

　再栄養は娘にとってかなりの苦痛でした。それは私たち親にとっても困難なことであり，怖く，気持ちも体力も消耗する体験でしたが，本人にとってはそれ以上でした。「食べられない」食事が目の前に出されると，頭の中で病気の思考が怒鳴って暴れ，まるで私たちが50メートルの断崖から飛び降りるように迫っているかのような反応を見せました。もし，あなたが娘の立場だったらどうするでしょうか。私だったら，両親が（無自覚に）自分を破壊の道へ向かわせようとすることを何とか阻止しようと，死にもの狂いで戦うでしょう。

　その瞬間，可愛くて優しくて協力的で，繊細で礼儀正しくて愛情深い私たちの娘が，あっという間に別人に変わってしまうのです。目はどんよりと曇り，自分からできるだけ遠いところに向けて次々と食べ物を乱暴に投げてしまいます。時には泣き叫びながら私たちを叩いたり，食べ物を投げつけてきたり，家中の物を投げ散らかしたり，汚い言葉で罵ったり，自分自身を叩いたり引っ掻いたり，家の中を走り回ったり……。家の外に飛び出したのを家族みんなで追いかけたこともあります。

　口の中に食べ物を入れずに済むように，私たちと話さなくて済むように，からだを固く丸めた姿勢で防御することはしょっちゅうでした。口の中に食べ物を入れたまま飲み込むことをせず，30分近くじっと座っていることもありましたし，後でこっそり捨てようと舌の奥に食べ物を隠すこともありました。巧みに私たち

親の目をかいくぐって，洋服の袖やポケット，靴下や靴の中に，私の視線が一瞬外れたすきをついて食べ物を隠すのでした。

やがて娘の苦痛は自殺念慮を引き起こすまでに大きくなりました。私たちは，娘が自分自身を傷つけないよう，四六時中，目を光らせていました。

1回の食事の始めから終わりまでに，1時間から4時間近くかかることが何週間も続きました。

食事のたびに私は娘の隣に座り，食べることを促しました。フォークを手に取って食べ物を口に運ぶように伝えました。「絶対できるって信じているから」「これはあなたに必要なものよ」「あなたがこの食事を全部食べられるよう，そばでずっと支えているから安心して」「食べないっていう選択肢はないから，さあ頑張ろう」などといった言葉をかけながら……。私たちは，たとえどのくらい時間がかかろうとも娘が食事を食べ切るのを見届けるべく，最後の一口まで付き添いました。

そうするうちに娘は，私たちがどんなことがあっても絶対に引き下がらないこと，食べないという選択肢は本当にないのだということに気づいたようです。確かに私たちは疲労困憊していましたが，固い決意と粘り強い努力の甲斐があって，娘は両親と戦うよりも食べたほうが楽だということに気づいたのです。私たち夫婦が力を合わせてより大きな力を生み出し，何が何でも病気から娘を取り返し，娘の命を救うのだという強い覚悟を持って臨んだことが実を結びました。

再栄養の取り組みには，落ち着いた態度を保つことと自分をきちんとコントロールすることが何よりも重要でした（内心は真逆の状態でしたが！）。恐怖におびえる娘を支えるには，それがどんなに難しくても私たちが落ち着いている様子を見せて安心させることが大切でした。

振り返ってみると，再栄養はまるで「悪魔払い」をしているようなものでした。正直とても怖かったのですが，娘が神経性やせ症という病気から回復していくためには絶対に取り組まなければならないものだったと言えます。

SECTION 7

体重増加を妨げる問題行動

排出行為

　排出行為とは，自己誘発性嘔吐や，下剤・利尿剤の乱用のことを指します。子どもが食後に感じる苦痛や罪悪感は，こういった排出行為へとつながることがあります。そうすることで，摂ってしまったカロリーを取り除き，罪悪感を消そうとするのです。

　しかし，排出行為は健康面に長期的な悪影響を及ぼすので，なるべく早い段階でやめさせたほうがよいでしょう。嘔吐をしすぎると食道の内膜壁が傷ついたり，胃酸の逆流や歯のエナメル質の酸蝕が起こったり，胃腸の出血や電解質異常が発生したりします。下剤の乱用も，電解質異常や骨盤底の機能低下による直腸脱，栄養素の吸収不良などを引き起こします。子どもに排出行為が見られる場合には，（特に食後の時間帯は）注意深く見守っておく必要があります。通常は，食後1時間はベッドに横になって安静にさせておくことをお勧めします。

運動

　摂ったカロリーを消費する目的で過剰な運動を行う子どもは少なくありません。再栄養の初期段階では，体重を増やすために子どもがどのくらいの量を食べなければならないのかを正確に把握するために，すべての運動

第3章　子どもの再栄養について　　53

を一時的にやめることをお勧めします。しかしながら，子ども自身は運動をしなければならないという強い考えに突き動かされている状態にあるため，自発的に運動をやめるのは難しいということを覚えておいてください。

　運動には，一般的に理解されているもの以外にも，さまざまな形態があります。子どもが行うかもしれない運動の中には，両親が身体活動として捉えていないようなものもあるでしょう。それは例えば，以下のようなものです。

- 座らずに立つことを好む（立つほうがエネルギーを消費するため）
  - ⇒　子どもを座らせましょう
- 落ち着きなく動き回る（からだを小刻みに揺らす，目的地まで遠回りをする，必要以上に階段の上り下りをする，不必要な動きを繰り返すなど）
  - ⇒　これらの行動がある場合はやめさせましょう
- 誰も見ていないところで密かに運動する（部屋の中で腹筋をする，風呂場でスクワットをするなど）
  - ⇒　より注意深く見守りましょう

体温

　体温を上げたり下げたりするためにはエネルギーを使います。通常，神経性やせ症の子どもはエネルギーが枯渇した状態にあるために常に寒く感じています。しかし，カロリーやエネルギーを消費するために，寒くてもあえて薄着をしたり部屋の窓を開けたりして，わざともっと寒くなろうとしたりします。あるいは逆に，部屋の温度を上げた中で毛布にくるまって，サウナに入っているかのように体温を上げて汗をかこうとすることもあります。こういった行動が疑われる場合には，子どもが体温を一定に保ってエネルギーを保持できるようにしましょう。

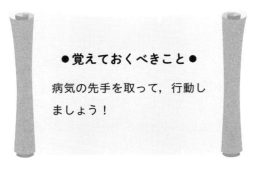

●覚えておくべきこと●
病気の先手を取って，行動しましょう！

第4章
FBTにおける
両親の役割

SECTION 8　両親が結束すること……………………… 57

SECTION 9　子どもへの接し方……………………… 65

SECTION10　子どもの苦痛を和らげるために
　　　　　　親ができること…………………… 69

SECTION 8

両親が結束すること

　神経性やせ症の子どもと向き合う上で最も大切な事柄は，両親が結束することです。病気に打ち勝つチャンスを最大にするためには，病気に対して両親が共同戦線を張らなければなりません。再栄養のあらゆる側面や子どもの行動がどうなってほしいかについて，すべての事柄を2人で一緒に決め，一貫したメッセージを伝える必要があります。そうしなければ，病気が2人の間に入り込んで分断を生じさせ，子どもを回復させようとする両親の努力を無に帰してしまうことになります。

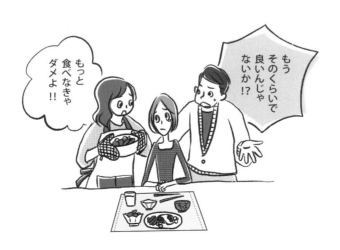

親としての権威を高めることは非常に重要であり，回復の最大の予測因子の一つです。FBT の治療マニュアルの中では，両親は「寸分違わず考え方が一致していなければならない」ことが強調されています。エリソンらによる研究では，両親が結束して状況をコントロールした時に，より大きな体重増加が達成されたことが示されています[15]。

なぜ両親で協力して取り組むことが時に難しいのか？

通常，親の役割についての考え方は両親の間で大きく異なっています。そこには，親自身がどのように育てられたかという個人的な体験が強く影響しています。私たちは自分が生まれ育った家庭での両親の姿を自分の中に取り込んでいます。これは，子育ての内的ワーキングモデルと呼ばれるものです。若いころに「自分が親になったら，自分の子どもには絶対にあんなことはしない」と思っていたにもかかわらず，気づけば親とまったく同じ振る舞いをしていたということは，子どもを持つ親の誰しも経験があるのではないでしょうか。

子育てについての考え方が異なっても，家庭がうまくいっている時には特に大きな問題にはなりません。ほとんどの家族は，それぞれの親がそれぞれの過去から持ち込む異なる価値観や期待にそれなりにうまく適応するものです。例えば，片方の親が「優しい」タイプで，もう片方が「厳しい」タイプだった場合，子どもたちはそれぞれの親の育児スタイルや考え方に合わせて速やかに順応するでしょう。

しかしながら，神経性やせ症の子どもに対応する場合には，両親間の不一致はたとえわずかなものであったとしても悲惨な結果を生みます。病気は，態度が強いほうの親には暴言を吐き，弱いほうの親からは同情を引き出して自分の味方につけようとします。そうして両親の間に入り込み，2人を分断させるのです。

神経性やせ症の子どもに対応していると，両親は子育ての仕方が急にわ

からなくなってしまったように感じ，自分の親としての能力に自信が持てなくなってきます。今まではうまくいっていた普通の子育てのやり方がもはや通用せず，そのことに強いショックを受けます。今まで経験したことのないような家族の危機によって，自分たちの家族としての基盤が大きく揺らぎ，病気の子どもにどう対応すればよいのかわからず，途方に暮れることになります。

　そのような中で，片方の親が子どもに対応しようとして失敗すると，両親の見解の不一致や批判はたちまち事態をさらにひどい方向へ導きます。片方の親はもう片方の親のやり方が間違っていると批判し，自分のやり方のほうがうまくいくと主張するのですが，結局はどちらのやり方も失敗に終わります。結果は，病気の一人勝ちです。

　両親の間に亀裂が生じてしまう一因は，子どもが繰り返し苦しむ姿を目の当たりにすることです。子どもの苦痛は両親を不安にさせ，無力感を抱かせます。病気の子どもは食べ物を前にすると強い苦痛を感じ，泣いたり大声でわめいたりします。そのような子どもの姿を見て，こころが痛まない親はいないでしょう。苦痛を感じることは親としてごく自然な反応ですが，時に無力感や混乱した気持ちに圧倒されるあまり，子どもに与える食べ物の量を減らすべきではないかと考えたりします。両親は，自分たちの行動が子どもの苦痛に誘発された不安によるものであることをしっかり意識する必要があります。そして，自分自身の不安を乗り越え，子どもを回復させるという目標に向かう取り組みを続けなければならないのです。

　神経性やせ症の子どもの再栄養の取り組みは，通常の子育てとは異なることを理解しましょう。それは，子どもの体重が回復して健康に戻るための「処方箋」なのです。よって，処方薬のように，両方の親がまったく同じように与えなければならないのです。

　このことは，次のように考えるとより理解しやすいでしょう。もしも医師が子どもに抗生物質を処方し，それを1日3回1錠ずつ服用するように

指示を出したならば、両親はどちらも医師の指示通りに子どもに薬を与えるはずです。片方の親だけ1日に4回2錠ずつ与えたり、薬をあげたりあげなかったりすることなど考えられないでしょう。再栄養も処方箋と同じように、両方の親が用量を守って与えるようにしましょう。そうすることで、2人で足並みを揃え、個人の価値観の違いによって取り組みの仕方が変わることなく、再栄養を行うことが可能になります。

子どもに対する両親のこころの反応の仕方

子どもに対する両親のこころの反応の仕方は、主に4つあります。それらは、無関心、同情、共感、そして慈愛です。

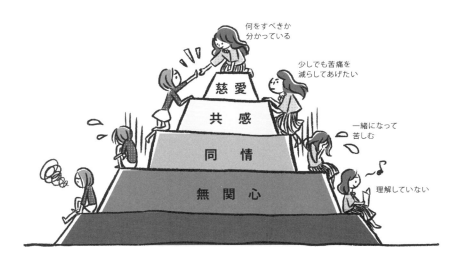

第4章　FBTにおける両親の役割　　61

1．無関心

一番下に位置するのが無関心です。無関心は，起こっていることから自分を切り離している状態です。神経性やせ症という病気や，自分たちの子どもに何が起こっているのかが理解できない時，両親は無関心の反応を示します。「どうして食べないの？」とか「食べるのがそんなに難しいわけないんだから，ただのワガママでしょ」といった言葉は，両親の無関心を表すものです。この時，子どもに伝わるメッセージは次のようなものです。

「あなたに何が起こっているのかわからない。あなたの気持ちがわからない」

2．同情

通常，親は子どものことを大切に思っており，ゆえに同情する気持ちをたくさん持っています。しかし，子どもが苦しむ様子を目の当たりにすると，時にその気持ちが強くなりすぎてしまうことがあります。同情には「共に苦しむ」という意味がありますが，同情の気持ちをたくさん持っても子どもは健康にはなりません。同情から伝わるメッセージは次のようなものです。

「本当にかわいそうに。あなたの苦しみが痛いほどわかるから，これ以上苦しめることなんてできない。食べなきゃいけないものを全部食べろなんて言ったりしないから。そばに座って，あなたの苦しみを一緒に背負うからね」

同情する気持ちだけでは，両親も子どももたちまち行き詰まってしまうでしょう。

3．共感

次に来るのが共感です。親の反応が共感である時，子どものつらさを本当にわかってあげることができています。子どももまた，両親が自分のつらさを理解してくれていることをわかっています。そして，この共通認識

が両親と子どもをつないでいます。共感的な両親は，子どもの苦しみを感じるあまり，"食べることのつらさを可能な限り軽くしてあげたい"と思います。それゆえに，子どもが少しでも喜ぶ食事（すなわち，軽い食事や子どもにとって「安全な食べ物」）を与えようとします。共感によって若干の改善が見られることがある一方で，やはりそれだけでは両親も子どももいずれ行き詰まることになります。

　同情と同様に，共感しすぎることも完全な回復を妨げます。完全な回復とは，普通の健全な食事ができるようになることであり，本人にとっての「怖い食べ物」も含めて，病気になる前のように何でも食べられるようになることです。共感しすぎている時に伝わるメッセージは，次のようなものです。

　「あなたのつらさをわかっているから，できるだけハードルを低くするね。たとえそれが完全回復と引き換えになるとしても」

4．慈愛

　最後にあるのが慈愛です。慈愛は，両親が子どもの危機的な状況を真に理解していることを示しています。両親は，子どもが何と戦っているのかを本当に理解しているだけでなく，子どもをこの状況から救い出さなければ普通の思春期の生活を送ることができないことも理解しています。だからこそ，慈愛のこころをもって，どんな困難があろうとも自分たちが子どもの状況をよくすると固く心に決めているのです。そこに含まれるメッセージは次のようなものです。

　「あなたの苦しい状況もつらい気持ちも理解しているけれど，とにかくそこから引っ張り上げるから。身動きが取れなくなってしまったその場所から，私たちが助け出してみせるから」

　FBT 治療の厳しさを考えると，両親はこの４つの感情の間を絶えず行ったり来たりすることになるでしょう。しかしながら，最終的に子どもを回

復させるためには，親は大部分（90 〜 95 ％）の時間において慈愛の感情
を持って子どもに対応する必要があります。

　慈愛は，それを求めている人に与えるのは簡単です。しかしながら，病
気の子どもの中には両親の助けなどほしくないと思う気持ちや，やせたま
までいたいと思う気持ちがあり，現状を維持するために戦うことも厭いま
せん。たとえ子どもから怒りをぶつけられても，決してひるんだり決意を
曲げたりしてはいけません。子どもから何らかの抵抗を受けるであろうこ
とを覚悟した上で，「団結すれば立ち，分裂すれば倒れる」という言葉を
胸に刻みましょう。子どもは，両親の団結なしに回復することはできない
のです。

こころの中で唱える言葉

　親としてしなければならないことを見失わずにいるためのよい方法の一
つに，子どもに対してイライラした時や子どもの要求に折れそうになった
時などに，こころの中で念仏のように繰り返し唱えることができる言葉を
用意しておくという方法があります。例えば次のようなものです。

・子どもがこの病気を乗り越えるには私が必要なんだ
・毎食，毎日，一歩ずつ乗り越えていこう
・恐怖が子どもの判断力を奪っている
・子どもが言っているのではなく，病気が言っている
・健康になるために食べる。元気を取り戻すにはそれしかない
・子どもには私たちの助けが必要。子ども１人の力では病気に打ち勝て
　ない
・食べ物をもってしか，子どもの苦痛は取り除けない
・子どもの攻撃的な振る舞いは，私に助けを求めるサイン

・病気に苦しめられている子どもに対して私ができるのは，食べさせることだけ

たとえ物事がうまくいかなくても，がっかりしてはいけません。どんなに最善を尽くしてもうまくいかないことは必ずあるものです。そういった時こそ決意を新たにし，次回はどんなやり方をするべきかを考えましょう。以下のイラストに示すのは，頭に入れておくと役立つ問題解決の輪です。これを使うことで，両親間のコミュニケーションや互いのサポートを強める一助となるでしょう。

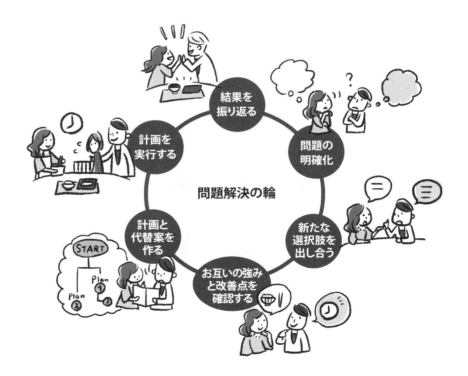

第4章　FBTにおける両親の役割　　65

●　●　●　SECTION 9

子どもへの接し方

子どもが安心感を持つために必要なこと

　子育てにおいて成し遂げるべき大切なことの一つに，こころが安定した子どもに育てるということがあります。そのために両親は，一貫性があって信頼できる環境を子どもに提供しなければなりません。そのような環境の中で，子どもはたとえ時に失敗しても両親が助けてくれることを信じて，安心して冒険したり，自分の限界を押し広げたりすることができます。こういった環境を子どもに提供するためには，許容できる行動と許容できない行動の線引きを明確に示す必要があります。これは，権威的かつ養育的な育児スタイルと呼ばれ，その中で子どもは両親への確固たる信頼感を持つことができます。子どもにとっての最大の恐怖は，自分がコントロール感を失っている時に，両親も同じようにコントロール感を失っていると感じることなのです。

　病気の子どもがいくら自分で自分をコントロールできていると錯覚してそのように主張しても，神経性やせ症という病気は間違いなく子どもがコントロールを失っている状態です。もし子どもが本当に自分をコントロールできているならば，自分の健康をこれほどまでに害することはしていないでしょう。そして不幸なことに，病気は本人だけでなく，両親のコントロール感も失くしてしまうのです。

　両親が，病気やそれに支配される子どもの行動を怖がる素振りを少しで

も見せたならば，子どもは両親を頼ることができないと感じ，自分が最も必要とする時に見捨てられたと感じるでしょう。あるいは，両親が病気に怯えている姿を見ると，子どもは自分に強い力があるように感じ，そんな自分を守れるのは自分自身しかいないと思うかもしれません。安全を求めて両親を頼ることができないならば，子どもが頼れるのは病気だけということになり，その結果，病気の支配は続きます。この自己依存や病気への依存は，周りに助けを求めることに対する抵抗を強める原因にもなります。

　子どもが苦痛を表したり怒りをぶつけたりしても，両親は批判せず落ち着いた態度で子どもに対応しなければなりません。たとえ内心では子どもと同じくらい苦しく自信が持てなかったとしても，少なくとも子どもの前では，自分が状況をコントロールできていて万事心得ているかのような振る舞いをしなければなりません。自分が親として正しいことをしているという確固たる信念を持つことで，子どもは気持ちの上でしっかりと守られていると感じられて安心できるのです。これまでずっと信頼してきた両親がいざという時に自分を助けることができないのなら，子どもにとっては誰も自分を助けることができないということになります。その結果，自分が安全だと感じられなくなってしまうのです。

気持ちの上で守られているということへの理解に役立つワーク

　目を閉じて次の場面を思い浮かべてみましょう。

　あなたが友人たちと部屋で一緒に過ごしていると，隣の部屋で火事が起こります。1人の消防士が「隣の部屋で制御不能の火事が起きました！」と繰り返し大声で叫びながら，焦ってあたふたした様子であなたのいる部屋に駆け込んできました。その顔にはとても不安そうな表情がにじんでいます。そして消防士はあなた方に向かってこう言います。「この火事を消せるかどうか，ここから全員を無事に助け出せ

るかどうか，正直言ってわかりません」と。たとえこの消防士の言動が，彼がよかれと思ってのものだったとしても，そこから感じられる自信のなさはあなたを即座に不安にさせ，死の恐怖に陥れることでしょう。それだけでなく，あなたはこの消防士に対して不信感を抱き，彼の指示に従うことを躊躇するかもしれません。

今度は，同じ場面の別のシナリオを想像してみてください。

　　駆け込んできた消防士は非常に落ち着いた態度でこう言います。「隣の部屋で火事が起きました。現場はわれわれ消防隊の制御下にあり，間もなく消火できる見通しなので安心してください。みなさん全員を速やかに安全な場所に誘導しますので，落ち着いて指示に従ってください」と。この消防士の言動は，あなたを守られた気持ちにさせて，安心感を与えてくれるでしょう。

　病気の子どもに接する際にも，これと同じような対応が求められます。両親が落ち着きと自信のある消防士のように振る舞うことで，子どもは親には自分を守ってくれる力と意思があることを感じられ，自分が安全であるという安心感を持つことができるのです。両親が自分たちの言動を通じて子どもに伝えたいのは，あなたは私たちが守る，私たちは決してあなたにひどいことが起こるようにはさせないというメッセージです。

　子どもに対応している時に自分がコントロールできなくなり，子どもに怒りをぶつけてしまいそうになったら，何か理由をつけてその場をいったん離れ，配偶者（あるいはパートナー）に代わってもらいましょう。子どもに対して怒ることは，子どもに罪悪感を持たせるだけで何ら解決にはなりません。その上，病気があなたをギリギリのところまで追いつめることに成功しているというメッセージを送ることになってしまいます。そうすると，病気はあなたを怒らせるその行動をさらに続け，ついにはあなたが

さじを投げるように仕向けようとするでしょう。

　時として，両親は子どもが見せる怒りや苦痛を目の当たりにして，自分たちも子どもと同じくらい苦痛や恐怖を感じることがあります。そして，そのような状況で子どもに食べるように迫ることは，子どもにさらなる苦痛を与えることになるのではないかと考えてしまいます。しかしながら，そう考えることは，両親がしなければならないことを邪魔しようとする病気の策略です。

　子どもの苦しみを和らげることができる唯一の方法は，子どもを健康な体重に戻すことです。よって，両親はその目標からそれることなく，子どもに食べることを促さなければなりません。もっと食べるよう両親からプレッシャーを受けなければ，子どもは一時的によい気分で過ごせるかもしれません。しかし，からだが発達・成長し，きちんと機能するための栄養が不足している不健康な体重でいる限り，こころの中は病気に苦しめられたままの状態がずっと続くのです。

第4章　FBT における両親の役割　69

● ● ● SECTION 10

子どもの苦痛を和らげるために
親ができること

　多くの親にとって，病気の子どもの苦しみを理解し，それに対応するのは決して容易なことではありません。子どもがひどい苦痛にさらされ，コントロールを失った状態で泣いたりわめいたりするのを目の当たりにすることは，両親にとって非常につらく，無力感を覚える体験です。その時，両親は子どもと同じくらい苦しい思いをしていると言えます。

　神経性やせ症の子どものほとんどは，回復するために食べなければならない食べ物の量や，それを食べた結果としてもたらされる体重の増加に対して，強い苦痛を感じます。食べることも体重が増えることも，子どもにとってはコントロール感の喪失を伴うものなのです。中には，つらさのあまり自分を傷つけたり，自殺をほのめかしたり，逃げ出そうとしたり，両親に対して暴力的になったりする子どももいます。そのような時には，両親は子どもがなぜそこまで苦痛を感じるのかを思い出してください（本書26 〜 33 ページを参照）。

　こういった行動は，通常は子どもが健康を取り戻していくにつれて徐々に消え去ります。しかし中には，からだが回復しても病気の思考が完全になくなるまでに長い期間（12 〜 18 ヵ月ほど）がかかる子どももいます。子どもはいわば脳に外傷を受けたような状態なので，その回復には時間を要します。それは例えば，陸上選手が足を骨折した場合，骨が完全に元通りになって陸上競技に戻れるまでには相当な時間がかかるのと同じことで

す。

　ナンシー・ザッカーは，病気の子どもの苦痛を波になぞらえ，病気の子どもが苦痛を感じる時，彼らに何が起こっているのかを右図のように非常にうまく説明しています。これは，両親が子どもの内面を視覚的に理解するのに役立つだけでなく，子どもが「感情の波」[16]を段階的に上がっていくにつれてどのように感情が高ぶっていくのかを理解するために役立ちます。

　耐えられないと感じる状況に直面した時，子どもの感情のエネルギーは高まります。そして，感情の波の頂上に近づけば近づくほど，苦痛の度合いは増していきます。例えば，食べ物を食べるように迫られた時，子どもの苦痛（感情のエネルギー）は徐々に上がっていきます。そして，感情の波を上がっていくにつれて子どもの思考力は低下し，感情のコントロールも失われます。波の頂上まで行ってしまうと，極めて感情が高ぶった状態に陥り，恐怖やその他の感情に圧倒されるあまり，論理的な思考ができなくなります。通常，感情の波の段階ごとに異なる対応が求められます。

　子どもが感情の波から下り，落ち着いた状態に戻るのには両親の手助けが必要です。そのため，両親は子どもを落ち着かせる方法を学び，子どもが安全に感情の波から下りてこられる能力を身につけるのを手助けする必要があります。

　子どもが感情の波を上がりつつある時には，注意をそらしたり，自分で自分を落ち着かせたりする方法を使って介入しましょう。この時点では，子どもはまだ集中力や自己制御の能力を働かせることができます。しかしながら，いったん波の頂上へ上がってしまうと，話をしたり論理的に説得したりする方法はもはや効果がありません。そうなったら，抱きしめて「あなたを守るから大丈夫」と伝えるなど，何らかのスキンシップを使うのが

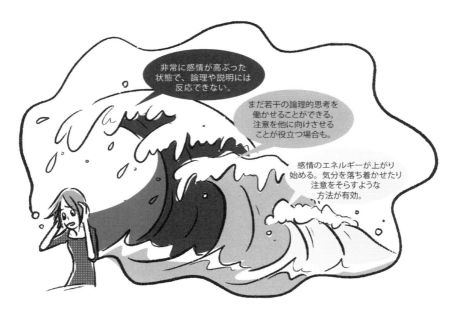

最善の策となります。

　大切なのは，子どもが感情の波の頂上に達する前に介入することだということを覚えておきましょう。

子どもを感情の波から下ろすにはどうすればよいのか？

　注意をそらすというのは，何か別のことに集中することによって，苦痛を喚起する原因となった思考や状況から意識を引き離すことを指します。それはまた，強い感情から一時的に距離を取ることも可能にします。この手法は，子どもがつらい状況に立ち向かう（あるいはつらい状況の最中にいる）時に使うとよいでしょう。

　神経性やせ症の子どもにとって最も苦痛を感じる時とは，食事に関連す

る事柄や実際の食事の最中，もしくはその前後です。よって，子どもの不安がピークになると予測される以下の３つのタイミングに合わせて，注意をそらすための取り組みを実行してみてください。

１．食事の前

両親が食べさせようとするであろう食事の量や内容を考えて，多くの子どもは食べる前に気持ちがとても不安定になります。そのような子どもは，両親がどんな食事を準備しているのか，それに何が入っているのかを事細かに把握しようとします。そういった場合には，子どもを台所に入れないようにして，子どもが自分で自分を落ち着かせたり，注意をそらしたりできる取り組みをするとよいでしょう。

２．食事の最中

食事を摂る間もまた，子どもにとっては苦しい時間となります。よって，子どもの注意をそらす方法を考えて実践しましょう。例えば，家族全員で食卓を囲み，食べ物とは関係のないその日の出来事についておしゃべりをしたり，食べながら子どもの好きなテレビ番組や YouTube のビデオを観たり，後述する無料のオンラインゲームをしたりすることも，食事のつらさから意識をそらすよい方法かもしれません。

３．食事の後

自己嫌悪や食べてしまった（＝コントロールを失ってしまった）という挫折感が押し寄せ，頭の中は罪悪感でいっぱいになります。子どもは通常，この状態の時に吐いたり運動をしたりして摂ったカロリーを排出したいという衝動にかられます。食後は，これらの思考から意識をそらすための取り組みをするのに最適な時間です。

両親は，神経性やせ症という敵についてしっかり知っておく必要があり

ます。敵が一番強力なのは，朝食の時でしょうか，それとも夕食の時でしょうか。最も手強いのがいつかがわかった上で，その時の子どものつらさに対応できるよう，準備をしたり計画を立てたりしておきましょう。

　子どもの苦痛は，食べ物や食事，体重の増加に対してのみ起こるわけではありません。自分のボディ・イメージと関係した病的な思考の影響で，洋服がきつくなったり鏡に映った自分を見たりした時などにも起こります。両親はこういった局面で，子どもが感情の波を上がりすぎる前に状況を読み，対応できるようにならなければなりません。波の低いところで介入することができれば，その分波から下りやすくなるということを覚えておきましょう。

多くの家族が用いて効果があった手法

　両親は自分たちの子どもの好き嫌いを大体わかっているものです。よって，子どもの注意をそらすのに使える手法についても，子どもの興味に合わせて選ぶとうまくいく確率が高くなります。

　以下にリストアップするのは，これまで多くの家族が用いて効果があった手法です。これらを参考に，ぜひ自分の子どもに合った方法を探してみてください。どんな手法を用いるにせよ，子どもが完全に意識を集中できるものでなければなりません。治療の初期は，エネルギーの消費量が大きいものは避け，座ったままでできるものがよいでしょう。子どもの体重が増えるにつれ，短時間の散歩に出かけるなど，より活動量のあるものを選ぶこともできます。しかしながら，運動を加えることに関しては，過活動になる危険があるので，治療者に相談してから取り入れるようにしましょう。

1．注意をそらすための方法

1）ゼンタングル

　これは「頭のヨガ」とも呼ばれるもので，集中して単純なパターンを描き続けることで複雑な模様ができあがるアートの一種です。芸術的なものが好きな子どもが喜ぶ手法です。詳しくは下記のホームページをご参照ください。

　・ゼンタングルの説明（株式会社サクラクレパス HP）

　　https://www.craypas.com/products/lineup/detail/808.php

2）ぬり絵

　意識を集中させやすいのと同時にリラックス効果もあります。

3）テレビや YouTube

　視聴者が投稿するおもしろ動画を紹介するテレビ番組や，動物が主役の笑えるネット動画集などは，とても効果的な気晴らしの方法です。特にネコ動画は YouTube の中でも最もアクセス数が多く，笑えるものがたくさんあります。

4）手芸や工芸

　物作りが好きな子どもの場合は，一緒に何かを作るとよいでしょう。

5）オーディオ・ブック

　読書好きな子どもの場合は，好きな物語をオーディオ・ブックで聴きながら食事を摂ることで目の前の食べ物から意識をそらすことができます。

6）無料のオンラインゲーム

　ジグソーパズル，ゲームなど，様々なものがあります。

2．自分で自分を落ち着かせるための方法

1）リラクゼーション音楽／瞑想音楽を聴く

2）呼吸法や気持ちを落ち着かせるためのスマホアプリの活用（Smiling Mind など）

3）音声ガイド付きの瞑想アプリの活用（Headspace など）

第 4 章 FBT における両親の役割 75

●覚えておくべきこと●

注意をそらすための方法は,
子どもの興味を引くもの, 熱
中できるもの, そして一定
時間集中できるものを選びま
しょう。

ある母親の回想②
再栄養の際に活用した，娘の注意をそらすための方法
～14歳の神経性やせ症の患者さんの母親の手記～

娘に「ゼンタングル（こころのヨガ）」を教えてくれたのはFBT治療を担当してくれた先生でした。食事の時間，娘は自分のオリジナルのゼンタングル作品をたくさん描きましたが，それがつらい局面を乗り切るためにとても役立ったようです。ゼンタングルの絵は創造的で，細かい注意が求められます。そして何よりも，娘にとっては気分を落ち着かせるために最適な方法でした。実際，完成した作品はとても美しく，娘はその出来に満足気な様子でした。

それ以外にも，特に強い苦痛を感じる食事の場面では，ある呼吸法で気持ちを落ち着かせるのがよいということを発見したようでした。それはどのようなものだったかというと，まず頭の中に「四角」を思い浮かべ，左下の角から始めて4秒間息を吸いながら左上の角に移動し，4秒間息を止めながら右上角まで真横に移動し，4秒間息を吐きながら右下角へ移動，そして再び4秒間息を止めて左下角に戻ってくる，という

ものでした。これをやることで心拍が下がり，不安を若干和らげるのに効果がありました。

私たちは，食後に感じる苦痛から娘の注意をそらすことが大切であることも学びました。そのために役に立ったのは，食事の後に20分ほど一緒に散歩をすることでした。散歩をしながら娘がいろいろと話をしてくれることもありましたし，まったく話さないこともありました。いずれにしても，散歩をした後は全体的にリラックスして落ち着いた様子が見てとれました。

他にも，食後に卓球に興じたりもしました！　家に卓球台はありませんでしたから，ラケットとボール，そしてネットを購入して食卓テーブルに取り付けました。家族で何度も遊ぶ中で，お互いに技を競い合いましたよ！

娘の好きなアメリカのコメディードラマ「フレンズ」のDVDを購入

して，夕食の後に数話ずつ観たりしました。娘はこれを楽しみにしていましたし，娘が笑うのを見るのは私たちにとってもとても嬉しいことでした。

再栄養の取り組みを始めた最初の頃に家族で話し合って子犬を飼うことに決めたのは，娘のためだけではなく，私たち家族全員のためでもありました。再栄養に伴う娘の激しい感情の起伏は，下の子どもたちにも大きく影響しました。そのような中で我が家にやってきた犬は，子どもたちにたくさんの愛と安心感をもたらしてくれたのです。娘いわく，「この子が家にいなかったら自分はどうなっていたかわからない」とのこと。もちろん，食事の時間は犬を食卓から隔離していましたよ！

神経性やせ症という病気はとても複雑な病気で，私たちは親として娘に対応しながら，この病気について学んでいったように思います。少しでも時間があれば，この病気について書かれた本を読んだり，勉強会に参加したり，家族のための情報サイト内のネット掲示板などを利用したりして病気のことを調べました。摂食障害の学会にも参加して，有益な情報を得たり他の家族と知り合ったりすることができました。

親として，娘の回復を支えるためにはできるだけたくさんの情報や知識を得ることが重要であると思ったからです。

子どもが自分の不安をコントロールするためのヒント

　最新の研究によると，不安と摂食障害の間には強い関連性があることがわかっています。神経性やせ症の若い患者さんの間には，幼少期に強い不安傾向があった人が少なくありません。不安傾向の有無によって，摂食障害症状の深刻さの度合いを予測することができます[17]。摂食障害の発症前から不安傾向のある患者さんは，体重が回復した後も不安が高い傾向が見られます。神経性やせ症は，食べ物に関する非現実的な恐怖や思考を生み，その結果もともと抱えていた不安の高さが助長されることになります。また，子どもは両親が用意するであろう次の食事のことを考えて，（食事が出される前から）非常に不安になる「予期不安」にも苛まれることになります。

　簡単に言うならば，不安とは，ある状況や出来事に耐えることができないという確信的な考えが引き起こす感情です。例えば，「自分はテストで失敗するに違いない」といった思考です。この考えを繰り返し思い浮かべて心配するうちに，どんなに頑張って勉強しても失敗すると信じ込んでしまうようになります。そうして，失敗する自分の姿やイメージを頭の中で作り上げてしまうのです。ネガティブな考えや最悪の結果について常に考えていると，その思考は「強化」され，結果としてネガティブな思考回路を強めてしまいます。

　こういった不安を和らげるためには，ネガティブなイメージや思考をポジティブなものに置き換えることが大切です。「テストでよい成績を取る」というポジティブなイメージを作り上げ，気持ちが落ち着いている時に，ポジティブなメッセージを繰り返し唱えたり，ポジティブな考えや成功のイメージを頭の中で繰り返し思い浮かべたりするのです。そうすることで，自分はテストでよい成績を取るのだということを徐々に脳に思い込ませることができます。いうなれば，ネガティブな（不安にまつわる）神経回路

を捨て去り，新しい神経回路を作るように脳をプログラミングし直している
のです。

怖い状況に身をさらすこと（暴露）の必要性

　神経性やせ症を抱えると共に不安のレベルも高い若い患者さんは，自分
の中で「悪い」と決めつけている食べ物に対して，あるいはそれを食べる
ことがからだにどのような結果をもたらすかについて，ネガティブな考え
や恐怖を抱くようになります。それだけでなく，人前で食べることや外食
をすることにも不安を感じるようになります。これらの事柄を常に心配す
ることは，ネガティブな信念をさらに強化するだけです。

　よって，どんなに子どもが怖がっていたとしても，恐怖のもとになって
いる事柄に身をさらし，それに立ち向かえるよう手助けをする必要があり
ます。これは暴露療法と呼ばれる手法です。両親は，怖い食べ物を口にし
たり，人前で誰かと一緒に食べたりできるように，子どもを優しく促さな
ければなりません。なぜなら，怖い状況を避け続けている限り，完全な回
復は実現しないからです。

　多くの場合，このような恐怖を喚起する状況では予期不安が生じます。
この予期不安にうまく対処するために有効な方法の一つとして，深呼吸が
あります。子どもに深呼吸を活用することを教える上で，両親が1日に何
度か，子どもと一緒に練習する時間を設けることが役立ちます。子どもに
楽な姿勢で座ってもらい，おなかに手を置いて目を閉じ，おなかの下に息
を送り込むイメージで深く呼吸をしてもらい，呼吸に合わせておなかが膨
らんだりへこんだりするのを感じてもらいます。それと同時に，落ち着い
た気分で今この瞬間にたたずんでいる様子をイメージしてもらいます。こ
れを1回につき2分ほど，1日を通じて10〜12回行うようにしましょう。

　食事の前後に，このような時間を設けることも有効です。子どもと一緒

になって行うのもよいですし，両親が言葉で導きながら子どもに取り組んでもらってもよいでしょう。1日に何度もこのような時間を設けることを通じて，子どもは徐々に自分をコントロールすることを学ぶのです。また，両親自身にとっても，再栄養の取り組みのストレスや不安を和らげるために役立つことでしょう。

あ　と　が　き

　変化とは，それを起こそうとする熱意ある人々の存在なしには起こりません。現時点で最もエビデンスのある治療法である FBT が日本の神経性やせ症に悩むご家族の選択肢の一つとなるよう，熱意を持ってその普及に取り組まれている以下の方々に心から敬意を表します。

　ここにお名前を挙げる一人ひとりの方が提供してくださった時間と専門知識によって，思春期や若い成人の神経性やせ症の患者さんたちによりよい治療結果がもたらされるだけでなく，この病気に苦しむ子どもを支えるご家族が本書を通じて必要なサポートが得られるようになるでしょう。本書は，皆さんの惜しみない努力と素晴らしいチームワークの賜物です。

　翻訳の中心的役割を担ってくださった荻原かおりさん，岡田あゆみ先生，そして井口敏之先生のきめ細やかな視点によって，本書は FBT の中核的な原則をきちんと保持しつつも，日本のご家族や日本文化に合わせた内容に仕上がりました。

　井口先生，福田ゆう子先生をはじめとする星ヶ丘マタニティ病院のチームの皆さんは，FBT に基づいた治療を国内でいち早く導入されたパイオニアであり，井口先生は本書の中で日本と海外の医療制度の違いについて非常にわかりやすく説明してくださっています。本書に記載されている食事と間食の計画表の例（p.48）は，日本のご家族の参考になるよう，同院の管理栄養士である須田洋子さん・廣出悠未奈さんが日本の食卓を想定したものに置き換えて作成してくださいました。

　また，岡山大学病院の重安良恵先生，藤井智香子先生も本書の翻訳に力を貸してくださいました。

　本書の序文を書いてくださった獨協医科大学埼玉医療センターの作田亮一先生，そして本書の内容を的確に捉えた素晴らしい挿絵を描いてくだ

さった川崎医療福祉大学の岩藤百香先生に，深い感謝の意を述べたいと思います。

　鈴木雄一先生をはじめとする日本小児心身医学会摂食障害ワーキンググループの先生方には，専門用語に馴染みのない読者の方々のために巻末の用語解説作成に協力していただきました。児童青年精神科医の鈴木太先生（福井大学子どものこころの発達研究センター）は本プロジェクトの立ち上げに力を貸してくださいました。

　優秀なカウンセラーであり，FBT セラピストでもある荻原かおりさんにも深く感謝いたします。彼女は長年にわたり私のスーパーヴィジョンを受け，FBT や摂食障害治療についての訓練を積んできました。彼女は日本の摂食障害治療におけるリソースに大きなギャップがあることを理解し，専門家としてのスキルを磨き，より効果的にご家族を支えたいと私に連絡をくれました。本書の出版を実現する上で中心的な役割を負い，『Survive FBT』の日本語版を完成に導いてくれました。彼女と一緒にこのような仕事を成し遂げられたことを大変光栄に思います。

　最後に，本書を出版してくださった株式会社星和書店にも感謝申し上げます。

　本書を通じて，エネルギーにあふれた日本の専門家の方々とご一緒できたことは，私にとって本当に素晴らしい体験で，皆さんの熱意に深く感銘を受けました。

マリア・ガンシー

原著で紹介されている，親のための参考情報

※注　翻訳本が出版されているものについては日本語で情報を併記していますが，それ以外はすべて英語版のみの紹介となります。

【書籍】

・Musby, E. : Anorexia and Other Eating Disorders : How to Help Your Child Eat Well and Be Well. Aprica, 2014.
・Lock, J. and LeGrange, D. : Help Your Teenager Beat an Eating Disorder. The Guilford Press, New York, 2005.（上原徹，佐藤美奈子訳：家族のための摂食障害ガイドブック．星和書店，東京，2006.）
・Brown, H. : Brave Girl Eating : A Family's Struggle with Anorexia. William Morrow Paperbacks, New York, 2011.
・Arnold, C. : Decoding Anorexia. Routledge, London, 2012.
・Alexander, J. and LeGrange, D. : My Kid is Back : Empowering Parents to Beat Anorexia Nervosa. Routledge, London, 2010.
・Treasure, J. : Skills Based Learning for Caring for a Loved One with an Eating Disorder. Routledge, London, 2007.（友竹正人，中里道子，吉岡美佐緒訳：モーズレイ・モデルによる家族のための摂食障害こころのケア．新水社，東京，2008.）
・Collins, L. : Eating with Your Anorexic : A Mother's Memoir. Biscotti Press, 2014.
・Bevan, C. and Collins, L. : Throwing Starfish Across the Sea : A Pocket-sized Care Package for the Parents of Someone with an Eating Disorder. CreateSpace, California, 2013.

【ウェブサイト】（英語のみ）

・www.maudsleyparents.org
　Website explaining Family Based Treatment（FBT）.
・http://evamusby.co.uk/anorexia-help-your-child-eat-with-trust-not-logic/
　http://evamusby.co.uk/videos-eating-disorder-anxiety-child/
　Practice short videos for parents for meal support and how to engage in the eating disorder debate.

· www.feast-ed.org
International organization for caregivers of eating disorder patients. Serves
families by providing information and mutual support.
· www.aroundthedinnertable.org
Forum with parents of children with eating disorders sharing strategies and
stories.
· http://www.eatingdisorders.org.au/
Eating Disorders Victoria. Eating Disorders Victoria (EDV) provides a
comprehensive support and information service on all aspects of eating
disorders.
· www.ceed.org.au
Provides information and advice for carers
· www.mindfulnessforteens.com
Mindfulness Resources for young people.
· https://www.youtube.com/watch?v=G0T_2NNoC68
Hand Brain Model (Daniel Siegel)
What is happening to the brain when a child is distressed?
· https://www.youtube.com/watch?v=wRKV1ltiSFc
Eating Disorders and neuroscience
· https://www.youtube.com/watch?v=W1YjNlF-U7M
What are eating disorders by Brian Lask

【アプリ】（英語のみ）
Smiling Mind
Fast Calm

参 考 文 献

1) Arcelus, J.M., Mitchell, A., Wales, J. et al. : Mortality rates in patients with anorexia nervosa and other eating disorders : A meta-analysis of 36 studies. Archives General Psychiatry, 68 : 724-731, 2011.

2) Franko, D.L., Keshaviah, A., Eddy, K. et al. : Do mortality rates in eating disorders change over time? : A longitudinal look at anorexia nervosa and bulimia nervosa. American Journal of Psychiatry, 170 : 917-925, 2013.

3) Doyle, P., LeGrange, D., Loeb, K. et al. : Early response to Family-Based Treatment for adolescent Anorexia Nervosa. Int. J. Eating Disorders, 43 : 659-662, 2009.

4) Lock, J. and LeGrange, D. : Treatment Manual for Anorexia Nervosa : A Family Based Approach, Second Ed. Guilford Press, New York, 2013.

5) Lock, J., Agras, W.S., Bryson, S. et al. : Comparison of short and long-term family therapy for adolescent anorexia nervosa, J. AM. Acad. Child & Adolescent Psychiatry, 44 : 632-639, 2005.

6) Lock, J. : An Update on Evidence-Based Psychosocial Treatments for Eating Disorders in Children and Adolescents. J. Clin. Child Adolesc. Psychology, 44 : 707-721, 2015.（doi : 10.1080/15374416.2014.971458）

7) Nunn, K., Hanstock, T. and Lask, B. : The Who's Who of the Brain. Jessica Kingsley Pub., London & Philadelphia, 2008.

8) Lask, B. and Frampton, I. : Eating Disorders & The Brain. Pub Wiley-Blackwell, New Jersey, 2011.

9) Nunn, K., Frampton, I., Gordon, I. et al. : The fault is not in her parents but in her insula : A neurobiological hypothesis of anorexia. Eur. Eat. Disord. Rev., 16 : 355-360, 2008.

10) Bulik, C.M., Tozzi, F., Anderson, C. et al. : The relation between eating disorders and components of perfectionism. American Journal of Psychiatry, 160 : 366-368, 2003.

11) Fassino, S., Abbate-Daga, G., Amianto, F. et al. : Temperament and character profile of eating disorders : A controlled study with the temperament and character inventory. International Journal of Eating Disorders, 32 : 412-425, 2002.

12) Kleiman, S., Carroll, I. and Tarantino, L. : Gut feelings : A role for the intestinal microbiota in anorexia nervosa? Int. J. Eating Disorders, 48 : 449-451, 2015.

13) White, H., Haycraft, E., Madden, S. et al. : How do parents of adolescent patients with anorexia nervosa interact with their child at mealtimes? Int. J. Eating Disorders, 48 : 72-80, 2014.

14) Schebendach, J.E., Mayer, L.E., Devlin, M.J. et al. : Food choice and diet variety in weight-restored patients with anorexia nervosa. J. Am. Diet Assoc., 111 : 732-736, 2011.

15) Ellison, R., Rhodes, P., Madden, S. et al. : Do the components of manualised family-based treatment for anorexia nervosa predict weight gain? Int. J. Eating Disorders, 45 : 609-614, 2012.

16) Zucker, N. : Off the Cuff : A Parent Skills Book for the Management of Disordered Eating. Duke University Medical Center, North Carolina, 2008.

17) Kaye, W., Wierenga, C.E., Bailer, U.F. et al. : Nothing tastes as good as skinny feels : The neurobiology of Anorexia Nervosa. Trends in Neurosci., 36 : 110-120, 2013.

* Estimates of prevalence of Anorexia obtained from the Eating Disorders Victoria website (eatingdisorders.org.au)

用 語 解 説

頁	用語	解説
v	神経性やせ症	Anorexia Nervosa。診断基準によって，神経性無食欲症，思春期やせ症，拒食症などの呼称がある。DSM-5*では，「A：やせ，または体重増加不良」と「B：体重の増加や肥満に対する強い恐怖や体重増加を妨げる行為」が特徴で，やせているにもかかわらず自分は太っていると捉えている。制限型（食事量や内容を制限する）と，むちゃ食い／排出型（食事の後，嘔吐や下剤の使用などを行う）がある。 *DSM-5：Diagnostic and Statistical Manual of Mental Disorders-5。アメリカ精神医学会による診断基準。DSM-5は2013年に発表され，神経性やせ症の診断基準から無月経や体重減少の項目がなくなり，体重は重症度分類に用いられるようになった。
v	FBT	Family Based Treatmentの略。思春期の神経性やせ症のための家族療法*で，有効性が検証されたエビデンスのある治療。オーストラリア，イギリス（NICEガイドライン），アメリカ，カナダで，最初に実施するべき治療として推奨されている。 *家族療法：問題が発生している患者個人のみを対象とするのではなく，そのことを心配して相談に来る人を対象とする心理療法。家族と共に適切な対処法を相談し，問題の解決を図る方法。家族がうまく機能することを目標とする。
v	スーパーヴィジョン	心理治療者が，専門性を向上させてクライエント（来談者）に最善の治療を行うために，経験を多く積んだ指導者から，助言や指導を受けること。
vii	併存疾患	ある病気にかかっている時に，それと同時にかかっている別の病気のこと。神経性やせ症では，不安障害やうつ病などの併存が知られている。
vii	不安障害	不安が強いために行動や心理面に影響が出て，日常生活に支障が発生する病気の総称。
vii	強迫性障害	自分でも不合理だとわかっているのに，特定の考えが頭から離れない（強迫観念），特定の行動をせずにはいられない（強迫行動）ために，日常生活に支障が発生する病気の総称。
vii	うつ病	脳の神経伝達など機能の異常によって起きる。精神症状には，「抑うつ気分」といわれる気持ちの落ち込み，憂うつな気分や，意欲が出ない，考えがまとまらないなどがある。身体症状には，眠れない，食欲がない，疲れやすいなどがある。症状に日内変動があり，午前中の調子が悪いことが特徴である。
vii	自殺念慮	強い気持ちの落ち込みのために，この世から消えたい，死んでしまいたいという強い思いが続くこと。

viii	アウトカム	結果，成果という意味。医療においては，治療（薬物療法や手術など）や予防（健診や予防接種など）が患者にもたらす最終結果を示し，医療の質を評価する際に用いられる指標となる。検査値の改善度や合併症の発生率，病気からの回復率や死亡率，QOL（生活の質）などがある。
ix	思春期	児童期に続く青年期の身体的変化に注目した概念で，第二次性徴の始まりから終わりまでの時期を指す。おおよそ，12歳から17歳くらいに相当する。
xi	予後	病気を治療した後に，どの程度回復するかの見通しのこと。
xiii	標準体重	人が肥満でもやせでもなく，最も健康的に生活ができると統計的に算出された理想的な体重のこと。成人では，BMI（体重[kg]／身長[m]^2）= 22 で，18.5 〜 25 未満が正常範囲であるが，子どもの場合は年齢・身長・性別に合わせた標準体重が示されている。
3	ボディ・イメージ	自分の体重や体型に対する主観的なイメージのこと。神経性やせ症では，周囲がやせていると指摘しても，ボディ・イメージの障害のために太っていると認識している。
4	恐怖	特別な対象や状況に対して不合理な恐怖感を抱いている状態を示す。
4	下剤	瀉下薬とも呼ばれ，排出行為に用いられることがあり，いろいろな種類がある。塩類下剤（マグネシウムイオン，硫酸イオン，クエン酸イオンなど）は，腸内の水分を著明に増加させて水様便の排便を起こす。刺激性下剤（ピコスルファート，ダイオウ，センナなど）は，腸の粘膜や知覚神経の直接刺激により蠕動運動を亢進させて排便を促す。刺激性下剤は長期連用によって依存になりやすく，大量の使用につながることがある。
4	利尿剤	体内の余分な水分の排出を促進する働きがあり，尿量を増加させる。利尿薬ともいう。神経性やせ症の排出型では，体重を減らすために不適切な使用をされることがある。
4	過活動	体重を減らす，または増やさないために，摂取したエネルギーを消費するように行われる運動，活動のこと。座らない，足踏みをする，過度の運動をするなどがある。
4	排出行為	体重を減らす，または増やさないために，摂取したエネルギーを排出するように行われる問題行動のこと。自己誘発性嘔吐（自分で吐いてしまうこと），下剤や利尿剤の乱用などがある。
4	不安	はっきりした対象のない恐怖のことで，その恐怖にうまく対処できない時に発生する感情を表す。自分でも何が心配で怖いのかわからない漠然とした恐怖感で，息苦しさや動悸などの身体的随伴症状を伴うこともある。
4	罹患期間	病気に罹っている期間のこと。
6	脳の萎縮	脳の容積が小さくなること。

6	骨塩量	骨に含まれるカルシウムなどのミネラル成分の量のこと。
6	骨粗しょう症	骨塩量が少なく骨の密度が極端に低くなることで，骨折のリスクが増加する。原因として，加齢や閉経によるホルモン分泌量の減少などがあるが，神経性やせ症では低栄養のために同様の状態が発生する。
7	第二次性徴	性別により異なる身体の特徴のうち，思春期に現れる変化のこと。男性の声変わりや筋肉や骨の発達，精子の産生，女性の乳房の発達，月経の始まりなどがある。
7	新陳代謝	必要なものを取り入れて，古くなったものを排出する作用のこと。生物においては，古くなった細胞を分解して排出し，新しい細胞を合成して入れ替える現象を示す。
11	再栄養	慢性的な栄養不良状態が続いている患者に，再び栄養補給を行うこと。神経性やせ症の患者に急激に栄養を与えると，代謝が変化し，水や電解質の調節がうまくいかず，心不全など重篤な身体的合併症が発生することを，再栄養症候群（refeeding syndrome）という。
12	病識	自分が病気であるという自覚のこと。病状について十分に理解しているか否かは，治療への協力に影響するため，「病識の有無」は重要である。
13	体重は完全に正常範囲内	小児では，正常体重の範囲は性別，年齢，身長によって異なる。標準体重の＋20％以上を肥満，－20％以下をやせという。
13	不可知論	人間は有限な存在でその知力も限られているため，世界それ自体が何であるかを知ることはできないという考え方。翻って，FBTでは，神経性やせ症の原因を追究しないという治療方針を指す。
16	病的思考	健康な人にはない異常な考え。
21	自傷行為	自分の身体を故意に傷つけること。他者を意識したアピール的行動と誤解されやすいが，自分ではコントロールできない苦痛を，誰の助けも借りずに耐えるための手段であることが多い。
25	基礎代謝	人が生きるために必要な最低限のエネルギー代謝のこと。人は空腹時に静かに横になり目覚めている状態でも，心拍や呼吸，体温維持などで自然とエネルギーを消費している。
27	気分障害	気分のコントロールがうまくできず，日常生活に支障をきたす病気の総称。「躁」と「うつ」の状態があり，うつ病や双極性障害などが含まれる。
27	対人恐怖症	人前で話をするなど，他者からの注目を浴びる状況で失敗するのではないかと強くおそれること。強い恐怖感と不安症状により，人と接することを避けるために日常生活に支障が生じる病気の総称。

28	パニック発作	身体症状として，動悸・発汗・息苦しさ・めまいやふらつきなどがあり，精神症状として，現実感がない，自分のコントロールを失う感じなどがある。突然始まり，急激に症状が出現して急速に治まることが特徴である。激しい症状のため「死の恐怖」を伴うこともある。
30	シナプス	神経細胞と神経細胞，あるいは神経細胞と標的細胞との間隙のことをシナプスと呼ぶ。シナプス接合部では，神経細胞の神経線維末端から化学伝達物質が放出され，興奮が神経細胞から次の細胞に伝えられる。これをシナプス伝達という。
30	前頭葉	大脳の中心溝から前方に位置する部位で，理性や実行能力などに関係するとされる。
31	島皮質	脳の表面部分は大脳皮質と呼ばれ，島皮質は脳の外側面の奥，側頭葉と頭頂葉下部を分ける外側溝の中に位置している。
31	恒常性	血圧や体温など，生存のために重要な身体の内部状態を一定に保つこと。人間の場合，神経やホルモンにより調整されている。
34	体脂肪	体の中の脂肪の総称。必須脂肪と貯蔵脂肪の和。女性の場合は約25％程度で，月経の維持に重要である。
34	必須脂肪	中枢神経系や臓器に含まれている体の機能を維持する上で絶対に必要な脂肪のこと。男性は体脂肪率で約３％，女性は約12％以下になることはない。
34	貯蔵脂肪	体脂肪から必須脂肪を除いた脂肪で，エネルギーを蓄積する目的で体に蓄えられている脂肪のこと。男性，女性共に，体脂肪率で約12％となる。
34	炭水化物	タンパク質，脂質と並ぶ三大栄養素で，人間の主要なエネルギー源となる栄養素のこと。消化吸収されてグリコーゲンとして蓄えられ，血中にブドウ糖として存在し，細胞で消費される。穀類，イモ類などに多い。
34	糖質	炭水化物から食物繊維などを除いたもの。デンプン，ショ糖，ブドウ糖などがある。
35	中枢神経系	神経系の働きの中枢をなす部分のことで，脳や脊髄のこと。人間が生きていくために必要な，知覚，随意運動，思考，推理，記憶などの高次機能を司る司令塔である。
35	髄鞘	神経細胞は，細胞体，軸索，樹状突起からなり，細胞体の興奮は軸索を通って伝わり，樹状突起からシナプス結合によって次の細胞体に伝達される。髄鞘は神経細胞の軸索を何重にも取り囲んでいる密な膜構造で，脂質が豊富で絶縁体の役割を担っている。
38	エストロゲン	卵巣から分泌される女性ホルモンの一つ。第二次性徴の発来に重要で，女性性器の発育や月経，皮下脂肪の沈着，骨塩の増加などに関係する。精神安定作用もあると言われている。

38	テストステロン	精巣（睾丸）から分泌される男性ホルモンの一つ。第二次性徴の発来に重要で，男性性器の発育や体毛の増加，筋肉の増加や骨の成長などに関係する。精神安定作用もあると言われている。
38	腸内細菌叢	腸内で一定のバランスを保ちながら共存している多種多様な腸内細菌の集まりのこと。腸内フローラともいう。
45	暴露療法	行動療法の一つで，強い不安や恐怖を感じる刺激にあえてさらす（暴露する）ことで，刺激に対する耐性が強まり，不安や恐怖が弱まる。避けている場所や状況に少しずつ慣らして克服するように，不安階層表を作って段階的に取り組むなどの技法がある。
52	直腸脱	肛門から直腸が脱出する病気のこと。原因は，骨盤底部の筋肉を含めた支持組織の緩みと直腸の固定不良と考えられており，便秘，排便時のいきみが誘因になることが多い。
58	予測因子	病気の予後を予測する因子のこと。
58	内的ワーキングモデル	乳幼児期の精神分析から発展した考え方。養育者との相互的なやりとりを通して，子どもの心の中に形成される自分や他者に対するイメージ・認知的枠組のこと。具体的には，自分は周囲から愛される価値があるか，他者は自分を受け入れてくれるのかなど，対人関係に関するイメージのことを指す。この関係は内在化し，他者との関係の取り方のモデルとして機能し，このモデルを内的ワーキングモデルという。社会的行動・対人関係の基礎となり，成長後も対人関係の捉え方に影響を与える。
74	ゼンタングル（Zentangle）	アメリカで創出された簡単なパターンを繰り返し描く芸術のこと。ゼン（zen：禅）とタングル（tangle：絡まる）からなる造語で，簡単なパターンを繰り返し描くだけで緻密な作品を完成させられる。この描き方にリラックス効果がある。
78	予期不安	ある状況にまだ直面していないのに，それと似た状況や場面に対して否定的な予想をして不安になること。過去の失敗やつらい体験の記憶が影響する。
78	強化	条件づけ学習において，ある特定の刺激と反応が結びつくことで，反応の出現頻度が増えること。「正の強化」と「負の強化」がある。
79	深呼吸	できるだけ多くの空気を吸い，ゆっくり吐くような深い呼吸法のこと。リラックスする効果がある。
92	精神保健ソーシャルワーカー	何らかの精神疾患を抱える子どもや大人を対象に，相談援助などの社会福祉業務を行う。オーストラリアでは，高度な教育・訓練を要する専門性の高い資格。日本での名称は「精神保健福祉士」。
92	無作為化比較試験	被験者を無作為（ランダム）に介入群と対照群に割り付けて，医薬品あるいは医療機器などの効果を評価することを目的とする前向き研究。

●著者紹介

Maria Ganci（マリア・ガンシー）

オーストラリア・メルボルン在住の精神保健ソーシャルワーカー（日本での名称は「精神保健福祉士」），および児童精神分析家。2005年より摂食障害治療に本格的に取り組み始め，2007年にはメルボルンの王立小児病院（Royal Children's Hospital）の摂食障害専門治療プログラムの設立に携わる。以後，FBT（Family Based Treatment）および思春期患者の内面に焦点化した治療アプローチ（Adolescent & Parent Treatment：APT）の2つを用いて摂食障害治療を行う。摂食障害治療の専門家として知識の幅を広げるため，ディーキン大学にて栄養学も学ぶ。

王立小児病院の摂食障害専門治療プログラムでは，FBT治療者として多くの家族の支援に関わる傍ら，摂食障害の分野における国際的なエキスパートであるダニエル・ルグランジ博士とキャサリン・ローブ博士のもとで思春期の神経性やせ症治療の無作為化比較試験にも治療者として参加する。

2014年には，FBT治療マニュアルを開発したジェームス・ロック医学博士とダニエル・ルグランジ博士がアメリカのシカゴに設立したTraining Institute for Child & Adolescent Eating Disordersの教授会員となり，現在は国内外の専門家に対してFBTのスーパーヴィジョンや治療者育成トレーニング，およびコンサルテーションを行っている。

●監修／監訳者紹介

井口　敏之（いぐち　としゆき）

星ヶ丘マタニティ病院副院長。1960年岐阜県生まれ，1985年名古屋市立大学医学部卒業。日本小児心身医学会の摂食障害ワーキンググループ2代目リーダー，摂食障害の子を病気から救い出すことにとてもやりがいを感じている。

岡田　あゆみ（おかだ　あゆみ）

1992年度岡山大学医学部卒業。岡山大学大学院医歯薬学総合研究科小児医科学准教授。医学博士。岡山大学病院小児医療センター小児心身医療科で，心身症の子どもの診療を担当しており，摂食障害の子どもや家族と協働しながら治療に取り組んでいる。

荻原　かおり（おぎわら　かおり）（兼・訳者）

2000年豪クイーンズランド大学卒業，2004年お茶の水女子大学大学院博士前期課程修了。臨床心理士，公認心理師。仲間と合同で東京都内に心理オフィスを構え，子どもから成人までの摂食障害を中心に，その他さまざまなメンタルヘルスの問題へのカウンセリングを行っている。他の訳書に『摂食障害：医学的ケアのためのガイド第3版＜日本語版＞』（Academy for Eating Disorders出版）など。

家族の力で拒食を乗り越える

2019 年 9 月 14 日　初版第 1 刷発行
2022 年 4 月 9 日　初版第 3 刷発行

著　　　者　マリア・ガンシー
監修／監訳　井 口 敏 之　岡田あゆみ　荻原かおり
訳　　　者　荻原かおり
発 行 者　石 澤 雄 司
発 行 所　株式会社星 和 書 店
　　　　　〒 168-0074　東京都杉並区上高井戸 1-2-5
　　　　　電話　03（3329）0031（営業部）／03（3329）0033（編集部）
　　　　　FAX　03（5374）7186（営業部）／03（5374）7185（編集部）
　　　　　http://www.seiwa-pb.co.jp
印刷・製本　株式会社光邦

Printed in Japan　　　　　　　　　　　ISBN978-4-7911-1028-5

・ 本書に掲載する著作物の複製権・翻訳権・上映権・譲渡権・公衆送信権（送信可能
　化権を含む）は（株）星和書店が保有します。
・ JCOPY 〈（社）出版者著作権管理機構 委託出版物〉
　本書の無断複製は著作権法上での例外を除き禁じられています。複製される場合は,
　そのつど事前に（社）出版者著作権管理機構（電話 03-5244-5088,
　FAX 03-5244-5089, e-mail：info@jcopy.or.jp）の許諾を得てください。

摂食障害：見る読むクリニック
DVDとテキストでまなぶ

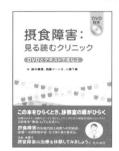

鈴木眞理，西園マーハ文，小原千郷 著

Ａ５判　152p（DVD付き）
定価：本体 1,900円＋税

患者さんや家族が摂食障害の治療過程や役立つ対処法を学ぶことができる最適の書。本は図やイラストが豊富でわかりやすい。DVDには診察場面や解説、Q&Aについてのディスカッションを収録。

家族ができる摂食障害の回復支援

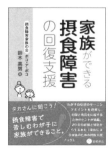

鈴木高男 著

四六判　128p　定価：本体 1,200円＋税

摂食障害で苦しむわが子を支えるために家族は何ができるのか。家族が体験から学んだ，回復と成長を応援するための知恵と工夫が詰まった一冊。家族会20年の歴史から生まれた「読む家族会」。

発行：星和書店　http://www.seiwa-pb.co.jp